大還暦考

―120歳までしなやかに美しく生きるには―

著

神戸労災病院 副院長

井上　信孝

洋學社

序　文

我が国は、これまで誰も経験したことのない、超高齢化・少子化社会を迎えようとしています。私は以前、神戸労災病院が主催する市民講座で「百二十歳までしなやかに、美しく生きるには」との題名で講演をしました。その講演では、日々診察室で高齢者の患者さんを診させて頂くなか、健康で長生きする術を私なりに考えたものをお伝えしました。そしてそれは、もうすぐ還暦になる私自身に対する戒めを込めたものでもありました。

百二十歳のことを大還暦と呼びます。いかにして、元気で若々しい心身を保つかは、古代からの永遠のテーマです。人間は何歳まで生きれるか？　寿命を決定するものは何か？　この命題に対して多くの科学者が取り組んでいます。細胞分裂を規定するテロメアという染色体の一部によって決まるという説、また経年的に弱っていく腎臓の働きによって規定されるという説、いろいろな考え方が提唱されています。

現在の長寿の世界記録保持者は、フランスのジャンヌ・カルマンさんです。彼女は百二十二歳百六十四日のいきいきとした生涯を全うされました。一方、一九〇〇年（明治三十三年）鹿児島県大島郡生まれの田島ナビさんは百十六歳の現在もご健在です。七男二女を育てられ、やしゃごの子を含めると約百四十人の血縁の方がおられるそうです。百歳以上の方をセンテナリアンといいますが、日本には、元気なセンテナリアンの方がたくさんおられます。こうした方の健康の秘訣とは何なのでしょうか。健康長寿の方にはいくつかのことが共通しているのではと思っています。まず、家族に囲まれて生活をされている。また何かをしようを前向きである。そんな印象があります。

健康な生活を享受するために、医療は重要です。現在の医療は、イービーエム（EBM）に基づいて行われています。EBMって？　聞きなれない言葉かと思いますが、EBM（Evidence-Based Medicine）とは、「科学的な根拠」に基づいた医療のことをいいます。

少し説明します。例えば、検診で血圧が高いことを指摘され、診療所を受診したと想像してください。診療室で医者の診察を受け、これまでの検診結果や今の状況を説明したあと、その医者はどうするでしょうか？　「少し様子をみましょう」となるか、「それではこの薬を飲んでくださいね」と処方箋を渡されるか。もちろん、それぞれの各自の状況によって違います。高血圧の患者さんに、まずどういう対応をするべきか、降圧剤を投与する必要があるのかないのか、薬が必要であれば、どのような薬を使うべきか。こうした判断は、臨床研究に基づいた治療指針によってなされます。高血圧治療に関して、これまで多くの先人達によりたくさんの臨床研究がなされています。こうした結果を専門家が吟味し、議論し、何がベストかというコンセンサスが形成され、医師がすべき治療方針が決定されます。こうして臨床研究によってしっかり裏打ちされた治療指針に従って診療することを、イービーエム（ＥＢＭ）に基づいた医療といいます。

ですので臨床研究というのは、医療にとって極めて大切なわけです。しかし、一口に臨床研究といっても信頼性が高い優れた研究から、これはちょっと・・・と思いたくなるような研究まで様々です。大規模な研究で、信頼性のある臨床研究に基づくものであれば、その医療行為の推奨度が高くなります。科学的に杜撰な研究もたくさんあります。キャッチーで一般受けする結論をひねり出したような研究も多くあります。さらにそうした結果がマスコミによってさらに増長され、誤った認識を社会にもたらすこともしばしばです。

最近も某有名大学の研究結果の捏造が明らかになりました。また製薬会社とのズブズブの関係で行われた不正な臨床研究も報道されています。こうした不正な研究は、いち研究者の問題にとどまらず、医療の根本をゆるがす大問題なわけです。医療に身を置くものの一人として、本書では、ＥＢＭに基づかないことに関しては、明確に推奨しないスタンスで、この本は書いています。

巷に、「サプリメントXで、血がサラサラ！」とか「ＸＸ健康食品で、足腰ピンピン！」などの広告が氾濫していますが、そのほとんどは、科学的な根拠のないものばかりです。まれに研究結果らしきものを示して宣伝しているものもありますが、どれも稚拙な研究ばかりです。またテレビコマーシャルとか、はやりの健康本をみてみると、「それは、ないでしょう」と、ツッコミを入れたくなる記述もたくさんあります。本書では、こうした記述は行いません。大還暦を目指すにあたり、何が問題点として議論されているかを述べていくなかで、しなやかに、美しく生きていく術を考えていきたいと思います。

二〇一七年九月　著者

目次

第三章　老いに伴う様々な問題

第一章　高齢化社会を迎えて ―健康の達人から学ぶ―

一―一　健康の達人たち

健康の達人といえば、皆さんはどういう方を思い浮かべるでしょうか。

二〇二〇年、東京でオリンピックが開催されます。私は、学生の時、陸上部に所属し、長距離ランナーでした。自分なりに懸命に練習していたのですが、三流四流の選手でした。五、〇〇〇メートル競争に出て周回遅れになったり、いつもトホホの成績でした。ただ、気持ちだけは、インターハイ出場を目指し日々、部活に熱中していました。今でもいい思い出です。そのようなわけで、リオ五輪も熱心にテレビ観戦していました。リオ五輪では男子四〇〇メートルリレーで見事銀メダルを獲得し、日本の陸上競技界に久々に明るいニュースが飛び込んできました。ケンブリッジ飛鳥選手とウサイン・ボルト選手のアンカー勝負に、将来の大きな期待を感じました。しかし、個人種目の一〇〇メートルでは決勝進出はならず、やはり世界のトップとはまだまだ開きがあるのが現状です。そうしたなか、二〇一五年九月京都で、男子一〇〇メートルで世界記録が誕生しました。達成された方は、百五歳の現役ランナー、宮崎秀吉さんです。

　宮崎さんは、マスターズ陸上競技の一〇〇メートル走に出場し、四二秒二二で見事完走して「世界最高齢スプリンター」としてギネス世界記録に認定されました。明治四十三年生まれで静岡県出身の宮崎さんは、もともとはスポーツとは無縁で、陸上をはじめたのは九十二歳からとのことです。五輪三大会で三冠を成し遂げた、世界記録保持

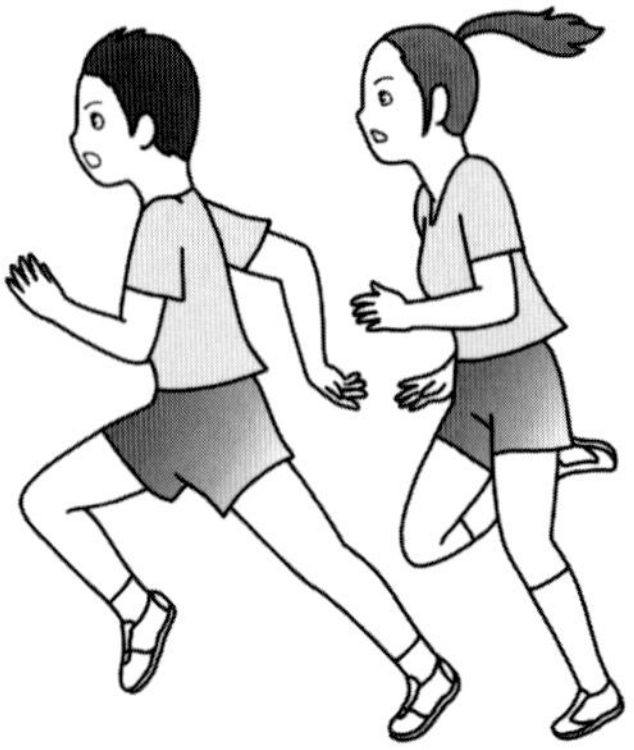

者ウサイン・ボルト選手もツイッターで宮崎さんの偉業を讃えていました。九十二歳で、一〇〇メートルを全力で駆け抜ける宮崎さんは、健康の達人かもしれません。

我々の大先輩、日野原重明先生が、二〇一七年七月十八日亡くなられました。明治四十四年の生まれで、百五歳の生涯最後まで、現役の医師として活躍されていました。また、それだけではなくアーチストとしても幅広い分野でクリエイティブな活動をされていました。日本ではじめて、人間ドックを開設、早くから予防医学の重要性に着目されたのも日野原先生です。もともと「成人病」と呼ばれていた一群の病気の名称を「生活習慣病」に改めたのも日野原先生でした。

二〇一六年三月、仙台で行われた日本循環器学会で「先達からのメッセージ」という特別講演を拝聴し、先生の座右の銘は「創（はじ）める」であるとお聞きしました。先生は「新老人運動」を新たに開始され、高齢でも、自立して生きる新しい老人の姿を「新老人」とし、愛し愛されること、創（はじ）めること、耐えることをモットーとされていました。先生の旺盛なチャレンジ精神には、心から敬服致します。日野原先生は、健康の達人であったのではと考えています。

図1の美しい女性は、現時点における長寿世界記録保持者のジャンヌ・カルマンさんです。ジャンヌ・カルマンさんは一八七五年二月二十一日にフランスのアルルに生まれました。彼女は百二十二歳まで生き、活動的でいきいきとした人生を全うしました。この写真は四十歳の時のものです。美しい方です。そんな彼女は八十五歳から、あるスポーツをはじめました。それは、なんとフェンシングです。なかなか、八十五歳からフェンシングをはじめようとは誰も思いつきませんね。

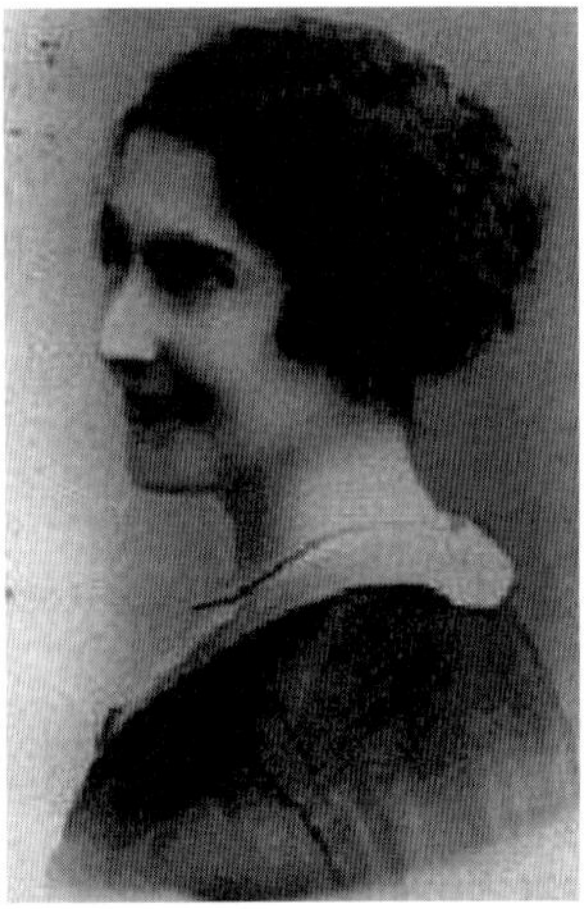

図1　世界最高齢
ジャンヌ・カルマンさん40歳の時の写真.

長生きで健康の達人の方々は、いきいきとされており、何に対しても前向きで、チャレンジ精神が旺盛であることが共通しているように思います。

一―二　チャレンジ精神が旺盛な人は長生きする

人生をポジティブに捉えている人、人生になんらかの目的をもっている方は健康で長生きするのかもしれません。チャレンジ精神が旺盛で、人生の目的意識をもつ人は死亡リスクや心臓病になるリスクが低い・・・。こうした考え方に対して、科学的な検証が行われました[1]。その研究を行ったのは、米国マウントサイナイ医科大学の研究チームです。彼らは、人生の目的と、死亡率や心臓病の発症リスクとを検討した研究のメタ解析を行いました。メタ解析というのは、過去の複数の研究を統合し、包括的に検討することにより、より信頼性の高い結論を引き出そうとする試みです。その研究では、平均年齢六十七歳の十三万六、二六五人の男女が対象となり、「生きがい」をもっているか否かが評価されています。追跡期間中に一万四、五〇〇人以上の参加者が何らかの原因で死亡し、四千人以上が心筋梗塞や脳卒中を発症しました。統計学的に解析した結果、人生で高い目的意識をもっている人は、そうでない人に比べ死亡率が一七パーセント減少し、心臓病の発症が一七パーセント減少することが判明しました。

●一─三　食少なく、命長らえ

百十六歳まで長生きをされ、史上最長寿男性であった木村次郎右衛門さんは、京都の方です。木村次郎右衛門さんの長生きの秘訣は、「食少なく、命長らえ」で、腹八分目を心がけていたそうです。小食、お腹いっぱいに食べないことが、長寿のキーワードかもしれません。肥満体型のメタボの患者さんが、脳卒中や、心臓病になりやすいことは、臨床研究で明らかにされています。逆に、カロリー制限をすると寿命が延びることもわかってきました。

現在、霊長類から回虫まで、寿命を延ばすことが科学的に証明されていることがあります。それは「カロリー制限」です。

カロリー制限と寿命との研究は歴史が古く、一九三五年のマッケイの研究にはじまります。マッケイらは、実験動物ラットに与える食事を制限して、体重を半分以下に保つと、寿命が劇的に延長することを明らかにしました。その後の研究で、食事制限による寿命の延長は、マウス、ショウジョウバエ、魚から霊長類に至るまで保存されているこ

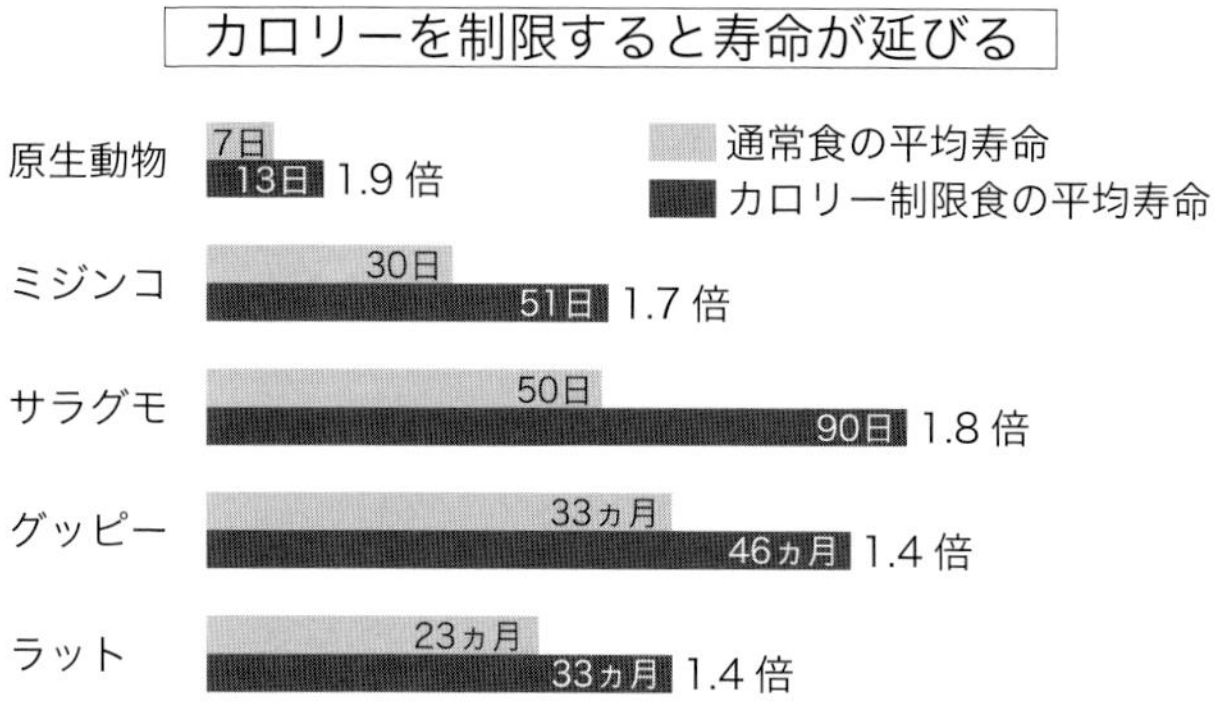

図２　カロリー制限で寿命が延びる

「白澤卓二：長寿と遺伝子. p203, 日経BP社, 東京, 2005」より改変引用.

とが確認されています（**図２**）。

カロリー制限がなぜ、寿命を延長させるのか。そのメカニズムが解明されれば、長生きの薬の開発に繋がるかもしれません。実際、多くの研究者がカロリー制限と長寿との関連の謎について精力的に基礎研究を行っています。こうした基礎研究のなかでＳＩＲ２やＴＯＲといった酵素が寿命を延ばす効果に関係していることが明らかになりました。今後さらなる研究の進展で、科学的に寿命が延びる薬が開発されるのではないかと思っています。

一―四　長寿国日本 ―国の豊かさと長寿との深～い関係―

日本は、誰も経験したことのない超高齢化社会に向かおうとしています。二〇一五年に発表された統計によれば、日本の平均寿命は、男性で八〇・七九歳、女性は八七・〇五歳で、世界のトップクラスを維持しています。百歳以上の人口は、六万一、五六八名となり、年々増加しています。私は、あと数年で還暦を迎えます。百二十歳のことを大還暦というそうです。本書の副題は、「百二十歳までしなやかに美しく生きるには」としています。何を戯言を！　と思った方も多いと思います。しかし、いろいろ考えてみると、それほど戯言でないことがわかってきます。

図3は、日本における百歳以上の方の年次推移です(2)。この図をみると、百歳以上の方が、指数関数的に増加しているのがわかります。特に百歳以上の女性の方の増加が著しいですね。実際、昭和三十八年では百歳以上の方は全国でわずか百五十三人しかいませんでした。今は六万人を超えています。確かに昭和の時代に百歳以上生きられる方は少なかったようです。しかし、現在であれば百二十歳まで目指してもおかしくないのでは、

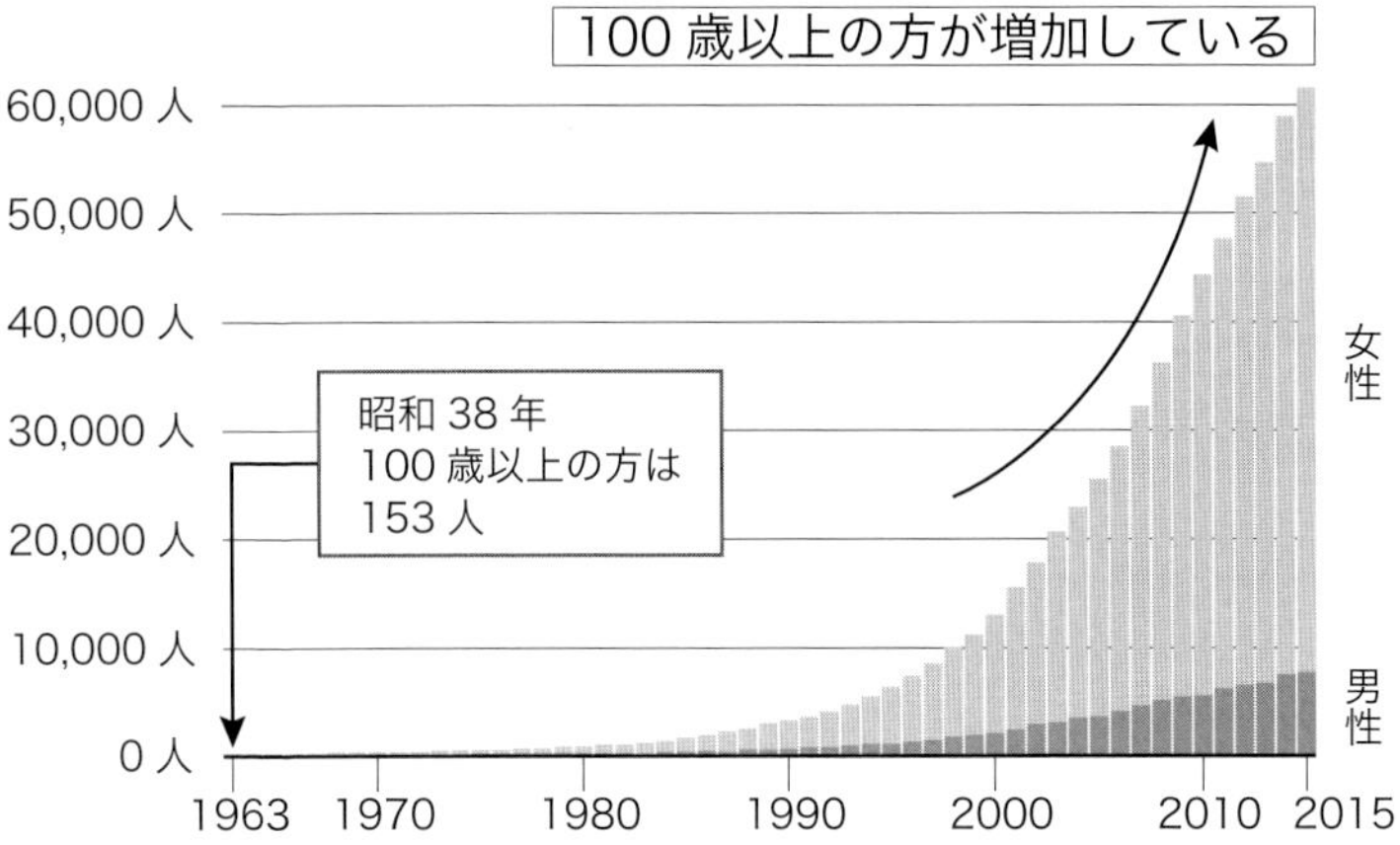

図 3　100 歳以上高齢者数の年次推移
厚生労働省　年次統計より作成.

と考えています。

図4は、世界の様々な国々のＧＤＰと平均寿命との相関を示したグラフです。[3] 縦軸が平均寿命、横軸がＧＤＰ、つまり国の経済的な豊かさを示しています。グラフの点の一つ一つが、一つの国を表します。このグラフは、重要なことを物語っています。つまり、経済的な豊かさと平均寿命に正の相関があるということです。統計学的な検討をすると、Ｐ値＜〇・〇〇〇一で、非常に良好な関連があることが理解できます。つまり、国が豊かになれば平均寿命が長くなり、ＧＤＰが低い国ほど、平均寿命が短いことがわかり

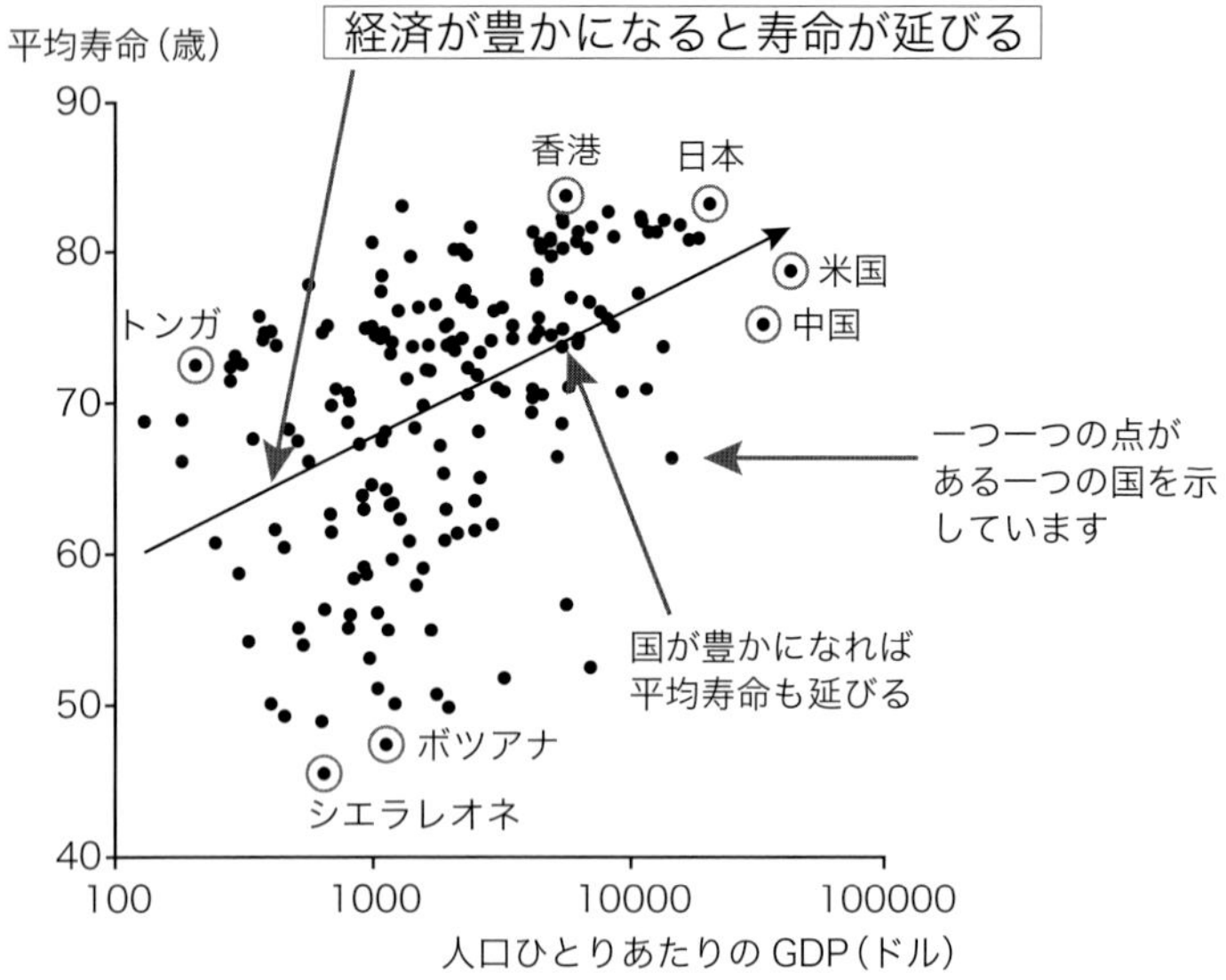

図４　様々な国の平均寿命とGDPの関係

ます。もちろん、平均寿命の計算には、乳幼児の死亡率が大きく影響しますので、長生きと経済とが直接関連があると一概にはいえません。しかし、このグラフで示されるように、日本は世界の国々の中でGDP・平均寿命ともにトップクラスなのです。日本は、世界の中で、経済的に豊かで最も長寿の国です。日々暮らしているとわかりませんが、日本は世界の中で素晴らしい国なのです。

ただ、いくら健康で長生きだ

としても、人間は生き物であり、命には限りがあります。誰もが死んでゆき、土に還っていきます。いくら iＰＳ細胞で組織の再生が可能になったとしても、誰しも「死」を免れることはできません。だとすれば、健康寿命を長くし、充実した老後を送るにはどのようにしたらいいのでしょうか。ジャンヌ・カルマンさんや日野原先生のように、チャレンジ精神を絶やさないことが大切なのかもしれません。ただ我々のような凡人には、彼らの真似をすることは到底無理ですので、様々な科学的データをみながら、健康の達人になる道を考えていきましょう。

第二章 人が寝たきりになっていく過程

二―一　平均寿命と健康寿命のギャップ

私達の病院でも百歳に近い、あるいは百歳を超えた高齢者の方が多く通院されています。先日、私の外来に高血圧で通院されている九十六歳の患者さんに、長寿の秘訣はなんですか？　とお尋ねしたところ、

「特にそんなものはないけど・・・。曾孫と家でカラオケするが楽しみや・・・」と、おっしゃっていました。ちなみに、彼女の十八番は「上を向いて歩こう」だそうです。

私の外来患者さんにも、世界記録保持者の宮崎秀吉さんには及びませんが、社交ダン

スに熱中し、旅行にも頻繁に行かれて、趣味に没頭し、生活をエンジョイされている方がたくさんおられます。しかしながら、その一方で脳血管障害や心臓病に罹患され、日常生活がかなり制限されている患者さんが多くいるのも事実です。我々の病院には、多くのご高齢の方が入院されています。慢性の病気で入退院を繰り返している方もたくさんおられます。また認知症や慢性疾患に罹患されている方の介護で、ご家族がヘトヘトに疲弊する姿も目の当たりにしています。

先日、肺炎にて入院されていた方は、第二次世界大戦中、大陸での抑留生活を経験されました。不屈の精神力と生命力で、過酷な状況を乗り越え、現在まで力強く生きてこられました。しかし今では、病院での療養生活を余儀なくされ、日常生活も高度に制限されています。お若い時は、バイタリティーがあり元気であったのに、ベッドレスト、つまり寝たきりの状態となられました。

元気な状態から、いわゆる「寝たきり」な状態へ移行するのには、様々な過程があります。

脳梗塞・脳出血・心筋梗塞等の脳心血管病は、その発症とともに一瞬にして、ＡＤＬ

（Activities of Daily Living：日常生活動作）が損なわれる重篤な疾患です。ＡＤＬとは、食事・更衣・移動・排泄・入浴など生活を営む上で不可欠な基本的行動を指す言葉です。昨日までバリバリ仕事をしていた。それにもかかわらず、脳卒中や心筋梗塞に罹患すると、その瞬間から身体機能・ＡＤＬが大きく障害されます。重症であれば、寝たきり状態になる可能性もあります。また、こうした脳卒中、心臓病に罹患せずとも、年齢とともに、徐々にＡＤＬが低下していきます。これまで当然できていたことが、加齢とともに、少しずつできなくなっていきます。

健康寿命とは、健康上の問題がない状態で日常生活を過ごせる期間のことです。**図5**は、厚生労働省による日本における健康寿命と平均寿命との差を表したものです。平均寿命より男性で約九年、女性で約十三年の差があります[4]。すなわち、この平均寿命と健康寿命との間の期間は、何らかの介護等が必要になる期間といえるでしょう。年齢を重ねるにつれ、これまで当然できると考えていたことが、自分自身でできなくなっていきます。日本では、確かに平均寿命は延びているのですが、この健康寿命の延びはそれほどでもありません。いかに健康寿命を延ばすかが、今の日本のいちばんの課題です。そ

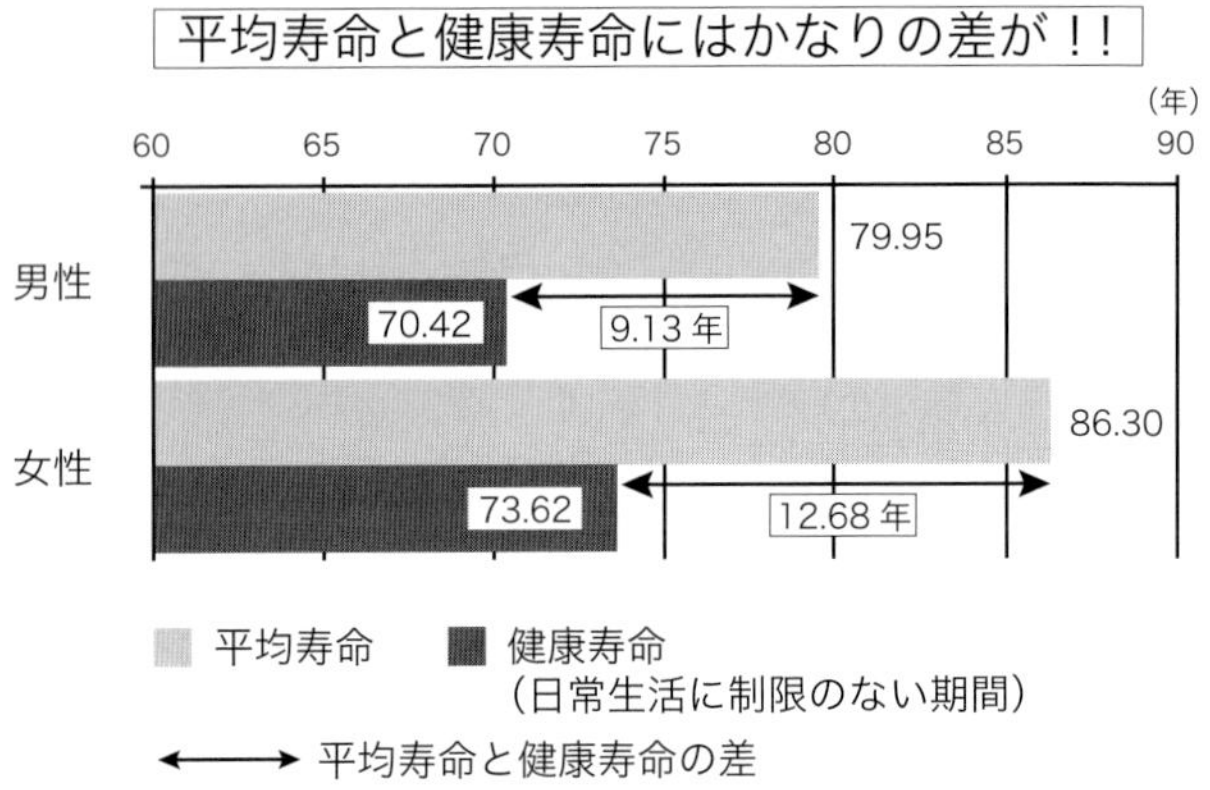

図５　日本の平均寿命と健康寿命
厚生労働省「健康日本21（第２次）の推進に関する参考資料」より作成.

して、健康寿命と平均寿命の差を考える上で、「フレイル」という概念が注目されるようになりました。

二—二　健康寿命の延長のキーワード　フレイルとサルコペニアとは？

元気な状態から、寝たきりになっていく過程で、フレイルとサルコペニアという言葉が注目されています。「フレイル」とは、もともとは「虚弱」という意味で使われており、元気な状態から、活動性が落ち、要

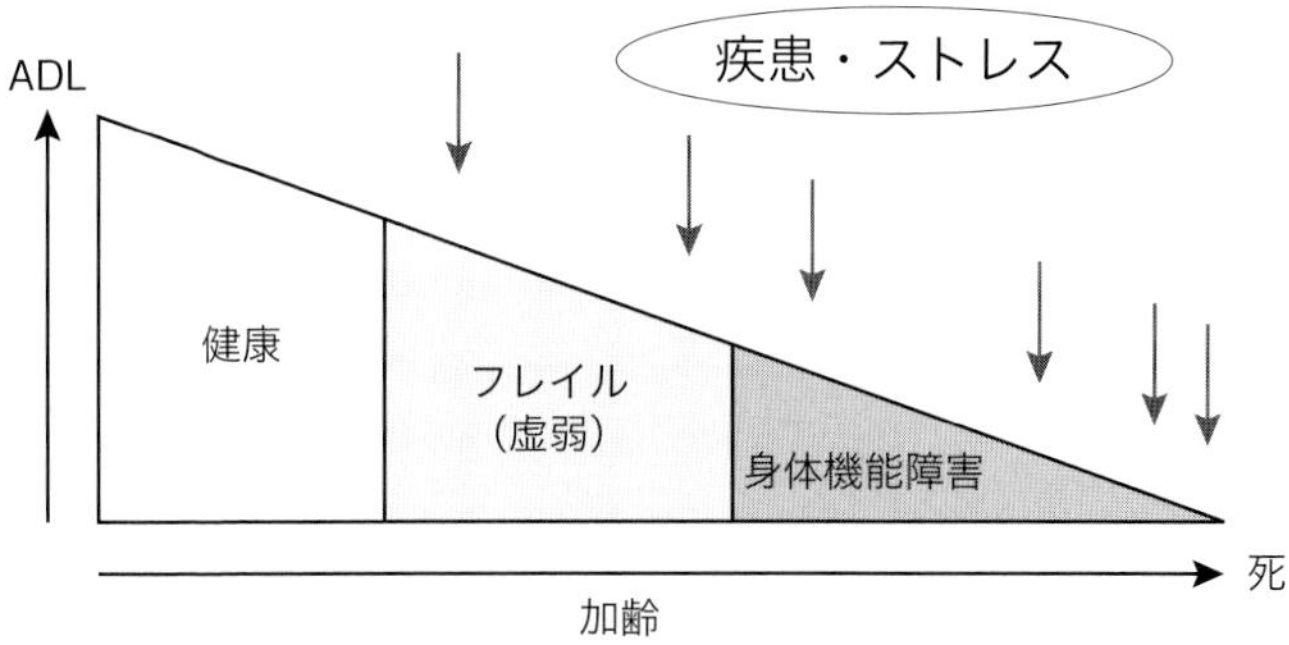

図６　人が老化し，ADL が低下する過程
「葛谷雅文：フレイルティとは．臨床栄養 119(7)：756, 2011」より改変引用．
ADL：日常生活動作（生活を営む上での基本的な行動）

介護・寝たきりになる過程の中間的な段階を指す言葉です。

人が年老いて、ＡＤＬが低下していく過程を図に表すと、**図６**のようになり、この「フレイル」という状態を経ると考えられます[5]。要介護・寝たきりになる前のフレイルの状態であれば、元に戻る可能性があります。しかしながら、進行し、ある点を越えると―Point of No Return―元に戻ることが難しくなります。

フレイルとは、体の面だけではなく、こころの面、そして社会的な要因などのいろいろな原因で、弱々しくなってきた状態のことをいいます。そうした点からもこのフレイルという状態を診断し、いかに認識するかが重要なのです。

●二―三　横断歩道を余裕をもって渡りきれるかが一つの目安

フレイルの診断基準について、いくつか提案がされています。

① 体重減少
② 疲れやすい
③ 握力の低下
④ 歩行速度低下
⑤ 活動度の低下

の五項目のうち三項目以上当てはまれば、フレイルとみなすことができます。

いろいろ難しい評価ですが、その中でわかりやすいのは、歩く速度です。歩く速さが一秒一メートル以下の場合は、身体的に虚弱、つまりフレイルであると考えられます。

この歩行速度一秒一メートルとは、何を意味するのでしょうか？

一般に、横断歩道の青信号は毎秒一メートルの速度で渡れるように設計されています。一〇メートルの幅の道路であれば、青信号の間隔は少なくとも一〇秒以上あります。二〇メートルの幅の道路であれは二〇秒と概ね設定されています。その青信号の間に、普通の方は、渡りきることができますが、横断歩道を、余裕をもって渡れなくなると要注意ということです。時々、街中で、横断歩道をやっとの思いで、青信号を横断されるお年寄りの方をお見かけします。危なっかしい感じがして、ヒヤヒヤしますが、こうした方は、フレイルであると判断できます。

また、筋力もフレイルを評価する目安です。加齢とともに筋肉量は低下していきます。筋肉の重量は、成人で体重の約四〇パーセント程あります。例えば、体重七〇キログラムの方であると、そのうちの四〇パーセント、つまり二八キログラムは筋肉ということになります。個人差はありますが、年齢とともに筋肉量は減少していきます。四十歳から年に〇・五パーセントずつ減少し、六十五歳以降には減少率が増大されます。筋肉量は八十歳までに三〇パーセント~四〇パーセントの低下がみられるといわれています。

握力は、最も評価しやすい指標です。握力は五十歳を超えたころから徐々に低下していきます。生活活動に何らかの支援を必要とするような障害が出てくる握力の目安は、男性で二五キログラム、女性で二〇キログラムと報告されています。

最近、握力の低下が大きい人程、死亡のリスクが高いという研究結果が報告されました[6]。その研究によると、五キログラム握力が低下するごとに心臓病による死亡の危険度は一七パーセント増加し、心筋梗塞は七パーセント増加、脳卒中は九パーセント増加します。この研究は、老化に伴う生理現象の一つである「筋力の低下」が、健康維持だけではなく、心臓病や脳卒中に深く関与していることを物語っています。

筋力が健康長寿にかなり関係していることが明らかになるなか、次に述べるサルコペニアという考えが生まれました。

二―四　サルコペニアとフレイルとの関係

フレイルと同様に注目されている言葉に「サルコペニア」という言葉があります。サルコペニアは、一九八八年にアーウィン・ローゼンバーグが提唱した言葉で、筋肉(sarco)が失われる(penia)ことを指します。

サルコペニアは、「筋肉の量の減少」かつ「筋力低下または、身体能力の低下」と定義されます。つまり、サルコペニアとは、加齢に伴って筋肉が削げ落ちていくことを意味します。加齢とともに筋肉量が減少し、一定レベル以上に進行すると、ふらつきや転倒、介護の重度化のリスクが高まります。場合によっては死に至ることもわかってきました。

フレイルとサルコペニアは、よく似た考え方であり、重なっているところがあります。フレイルな方のほとんどでサルコペニアが見られ、サルコペニアを有する方もまたフレイルです。サルコペニアは、骨格筋、筋力という視点からの見方です。それに対して、フレイルは、身体的なことだけでなく、精神的な側面、認知状態、社会的サポートや環境要因を含んだ社会的側面をも含んだものです。

●二―五　若い脳と老いた脳の違い

現在、このサルコペニアという観点から、様々な角度で臨床的な検討が行われています。最近わかってきたことは、骨格筋の量の減少と、脳の容量の減少に深く関連があるということです。

図7は、若い方とお年寄りの方の脳のＭＲＩ画像です。上が二十一歳の方、下が七十五歳の方です。どちらの方も健康で日常生活になんら問題はありません。ただ、頭部ＭＲＩをとってみるとその違いが歴然とします。ＭＲＩは、脳の病変を的確に診断する方法です。頭部ＭＲＩで、脳を検査すると、まったく症状もない状態からでもいろいろな加齢性の変化を認めることがあります。

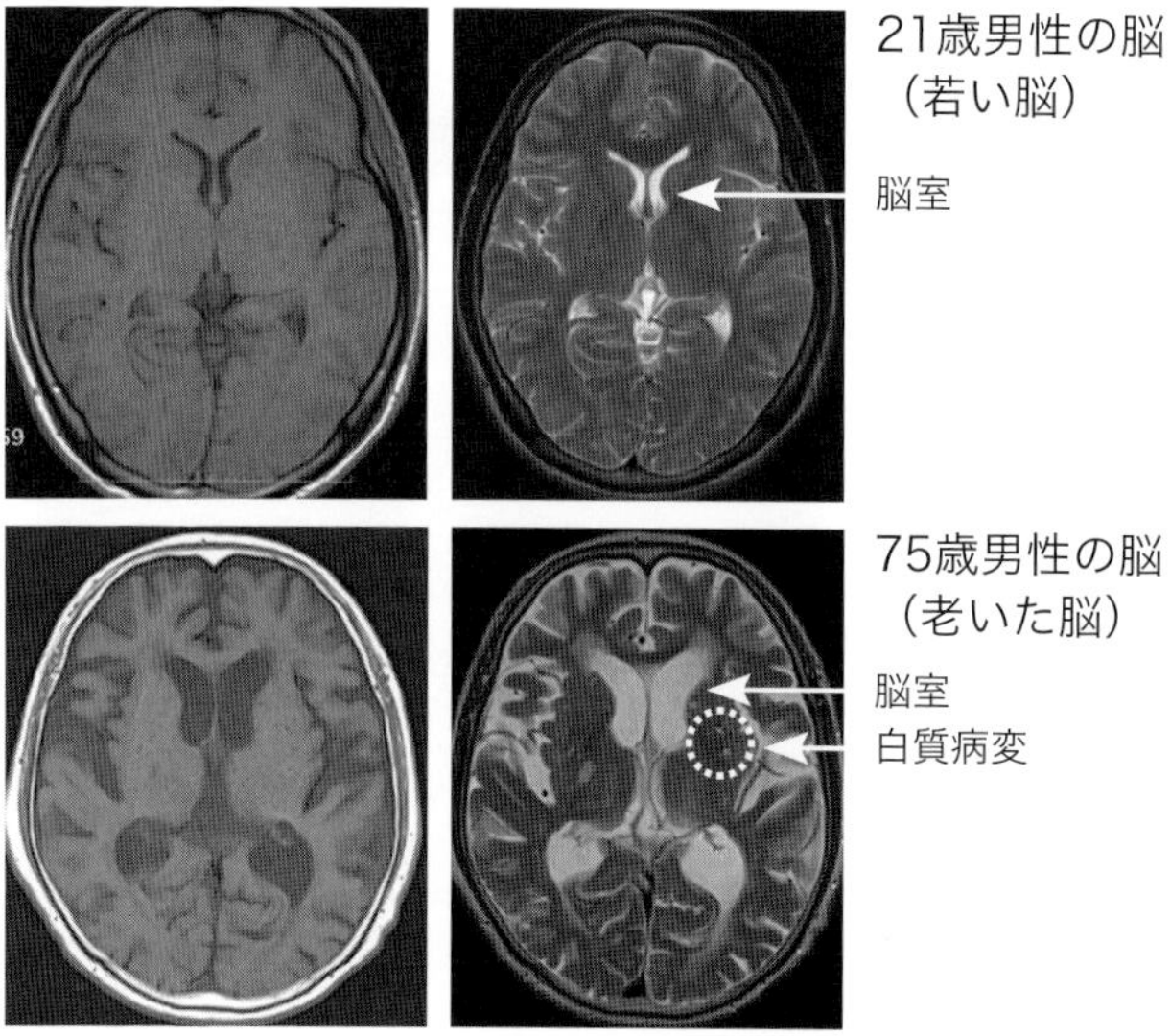

図７　若い脳（上）と老いた脳（下）

図７をよく見ると、上の若い方に比べて、下の方は、脳の間の隙間が大きく脳全体がやや小さくなっていることがわかりますね。写真の右側は、水分を白く表すように処理したＴ２強調画像という写真です。矢印で示すように、脳の中には、脳室という空間があります。七十歳の方の脳は、脳全体の萎縮に伴い、脳室が大きくなっています。

七十五歳の方の脳では、矢印で示した白いところが散見されます。これが「白質病変」といわれるものです。二十一歳の若い方の脳には、まったく存在しません。この白質病変は部分的に血液が行き渡らなくなっていることを示しています。これを虚血性病変といいます。軽度であれば脳の働きも問題はなく、また生活能力も低下しません。しかし追跡調査をした結果では、白質病変が高度な場合は、脳卒中の危険因子となることがわかりました。特に脳のなかに白質病変がある時の脳梗塞を起こす比率、オッズ比は一〇・六、つまり十倍も脳梗塞を発症しやすいと報告されています。(7)

最近の研究では、体の筋肉の量が、脳全体の体積や認知機能と相関するという報告もなされました。つまり筋肉の量と脳の機能との間には深い関係があるということです。(8)

●二―六　フレイルやサルコペニアを防ぐには　―運動は脳を守る！―

フレイルや、サルコペニアを防ぎ、筋力を保ち、健康を維持するにはどのようにすればいいのでしょうか？　現在、多くの研究が行われていますが、エビデンスのあるものは、やはり運動と食事です。

筋肉を増やすためには、有酸素運動が必要とされています。その中でウォーキングが最も取り入れやすいのではないかと思います。最低でも一日五千〜六千歩を継続すると筋力の低下を防げるとされています。

また、運動によって、脳の血管が保護されることが米国の研究で明らかになりました。研究を行ったのは、ラッシュ大学医療センターのデブラ・フライシュマン医師のグループです。彼らは、六十〜九十六歳の高齢者一六七人を対象に、身体活動と白質病変との関係を検討しました[9]。研究チームは、参加者に活動量計を身に付けてもらい、ウォーキングなどの身体活動と脳の白質病変の程度を検討しました。その結果、普段から活発に体を動かしている高齢者は、白質病変が少なく、脳の血管の病気から守られていることが示されました。

運動をするということは、骨格筋・筋肉を保つと同時に、脳の働きも守り、血管の病気からも守る可能性があるのです。

二―七　認知症と骨格筋・身体機能との関係 ―筋トレは脳トレ―

認知症は、いったん正常に発達した知能が不可逆的に（つまり元には戻らない状態で）低下した状態をいいます。

有吉佐和子氏が発表した『恍惚の人』という小説があります。八十四歳の主人公茂造が、妻に先立たれたショックで痴呆症（今の認知症）が進行し、〝恍惚〟の状態となってしまい、老人の奇行、幻覚、徘徊の日々に翻弄される家族の姿を描いたものです。一九七二年初版ですが、まさに現在の社会問題を予見したような作品です。

二〇一〇年時点で、認知症の方は二〇〇万人程度と推定されています。高齢化がこのままのペースで進めば、二〇二五年には、七〇〇万人を超える人が認知症になるとされています（厚生労働省の推定：二〇一五年一月）。認知症対策は現在日本の抱える大きな課題の一つです。

認知症を引き起こす病気のうち、最も多いのは、脳の神経細胞が徐々に死んでいく「変性疾患」と呼ばれる病気です。この範疇に入るのが、アルツハイマー病、レビー小体病です。続いて多いのが、脳梗塞、脳出血、脳動脈硬化などのために、神経の細胞に栄養や酸素が行き渡らなくなる脳血管性認知症です。酸素が十分に行き渡らないため、神経細胞が死んだり、神経のネットワークが壊れてしまうのです。

現在、多くの研究者が認知症という難題に取り組んでおり、素晴らしい研究成果も出ています。しかしながら、認知症の本当の解決にはまだまだ時間がかかりそうなのが現状です。

運動機能と認知機能との関連を示す研究報告も数多くなされています。京都大学のゲノム医学センターの田原康玄先生は、片足立ちと認知機能との関連を検討しました。田原先生らは、片足立ちで二〇秒以上バランスをとるのが難しい高齢者では、脳内の血管の損傷や認知機能の低下が起きているおそれがあることを報告しています。また、健康な中高年者一、三八七人を対象に、二〇秒以上の片足立ちバランスをとることができない人は、脳小血管疾患や認知機能低下のリスクが高まることも明らかにしました。研究チームは、片足立ちテストは、一見健康そうな人であっても早期の脳梗塞などの病理学的変化と認知機能の低下を予測する簡単な方法であるとしています。(10)

今、この本を読まれている方、少し本を横に置いて、二〇秒間片足立ちができるかどうか、試してみましょう。できましたか？　片足立ちテストはバランス能力の衰えをみるだけではなく、サルコペニア、フレイルにも関連していると考えられます。[10]　二〇秒間片足立ちのできなかった方は要注意です。

このように、最近の研究成果から骨格筋と脳とは深い関係があることがわかってきました。脳トレという言葉がありますが、実は、骨格筋を増やす筋トレが脳トレでもありそうです。

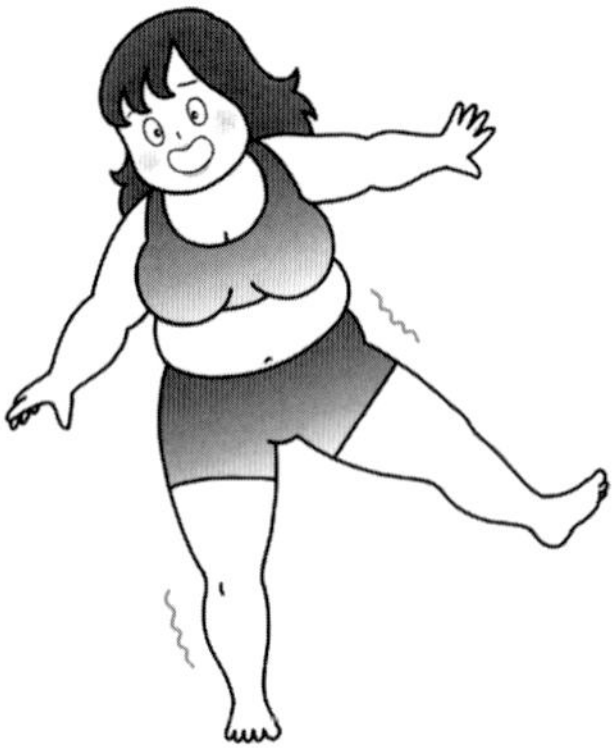

二―八　元気な高齢者が日本を救う

高齢者医療に携わる専門職が参加している「日本サルコペニア・フレイル研究会」が、二〇一六年十一月、名古屋で開催されました。フレイルであることを早期に発見し、食事や運動など適切な対応で再び元気を取り戻し、健康寿命を延ばすことの可能性について議論がなされました。

要介護や寝たきりに至るのを予防するために、「フレイル」の認識は、今後益々重要性を増すと考えられます。厚生労働省もフレイル対策を政策に重点的に取り入れています。平成二十九年度の予算では、「高齢者の低栄養防止・重症化予防等の推進」に七・三億円を新たに要求しています。

日本は、今後誰も経験したことのない少子超高齢化社会を迎えます。いろいろ悲観的な統計が発表されていますが、果たしてどんな社会になっているのか、想像を超えた社会かもしれません。ただ、はっきりいえるのは、高齢者が元気であることは日本を救うということです。定年の延長も多くの企業で議論されています。フレイルやサルコペニアに対する戦略によって今後の健康寿命を延ばすことに、日本の将来がかかっていると思います。

第三章　老いに伴う様々な問題

三―一　老いに伴う喪失　―老化と抑うつについて―

老いるという過程は、いろいろな面で、「喪失」を伴います。定年になると働く生きがいを喪失し、また、子供が自立し他の家に嫁ぐことで家族のメンバーが減っていきます。さらに、家族・友人との死別等、大切な人、物が加齢とともに失われていきます。

そして、喪失に伴って心の変化が生じます。その中で、一番重要なのは「うつ」です。

高齢者のうつ病は、現在の医療において大きな問題の一つです。

図8は、ゴッホの「悲しむ老人」です。老人の顔の表情はわかりませんが、「抑うつ」

という精神的な問題を語る時に、しばしば引き合いに出される絵です。実際、ゴッホがこの絵を書いている時は精神病との闘病中で、この絵の完成の二カ月後、自殺にて三十七歳の短い人生の幕を閉じています。

　抑うつの二大症状は、「抑うつ気分」と「興味・喜びの喪失」です。これらの精神症状とともに、睡眠障害、食欲低下、疲労倦怠感、頭痛など身体的な症状を伴います。

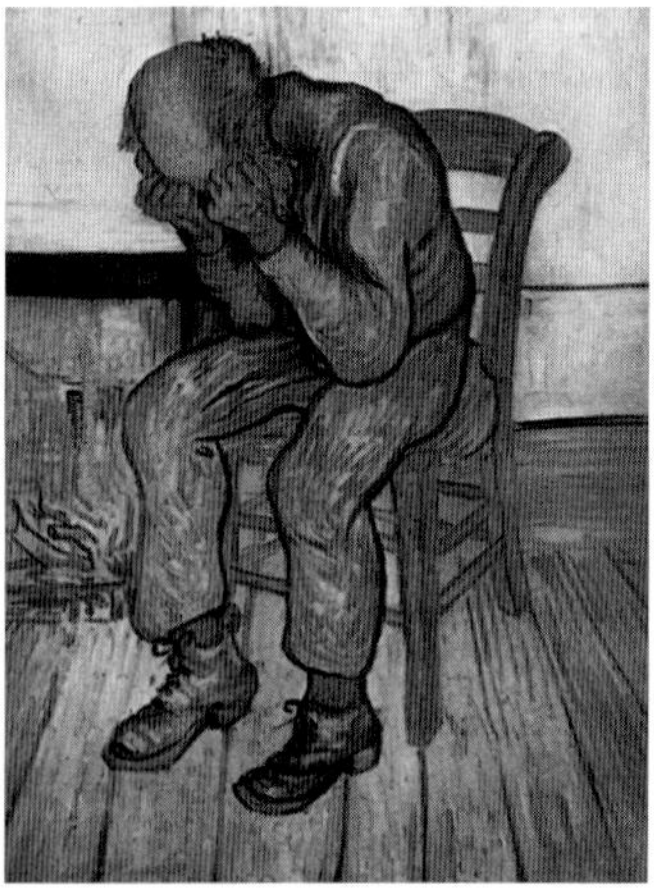

図８　ゴッホの「悲しむ老人」

しかし、高齢者の場合は、抑うつに典型的な症状が揃っていない場合もあります。周囲の人も患者自身もうつ症状を「年だからしょうがない」と捉えて、そのままにしてしまうこともしばしばです。それにより、抑うつが重症化することもあります。

　二〇一六年、神戸市の海岸で九十九歳の女性が自殺されました。もともと元気なおばあちゃんであったとのことですが、家族に「百歳になるまで生きるのは嫌だ」「周りに人がいなくて寂しい」「年寄り同士で集まった時にも、浮いてしまう」などと悩みを漏らしていたようです。

ご高齢の方の場合は、うつ症状ではなく、意欲や集中力の低下、精神運動遅延が目立つ場合があります。健康状態が悪く、気分の低下、認知機能障害、意欲低下を認める場合はうつを疑うべきです。また、「物覚えが悪くなった」「物忘れが増えた」というのが、うつ病の症状である可能性もあります。

認知症外来に通院されている患者さんの五人に一人は、抑うつを有しているともいわれています。何かいつもと少し違うなと感じたら、一度、医療機関に相談しましょう。身体的な症状が、実は心の問題であったり、認知症によるものであったりすることがあります。

また、こうした抑うつは、あとで述べる心臓病や、脳血管障害の発症に深く関与することがわかってきています。

三―二　独居と孤食

抑うつと深く関連する社会的な要因は、「独居」です。内閣府が発表した平成二十六年版高齢社会白書によると、六十五歳以上の一人暮らし高齢者の増加は男女とも際立っています。昭和五十五年には男性約十九万人、女性約六十九万人、高齢者人口に占める割合は男性四・三パーセント、女性一一・二パーセントでした。しかし、平成二十二年には男性約一三九万人、女性約三四一万人、高齢者人口に占める割合は男性一一・一パーセント、女性二〇・三パーセントと上昇しています。

また、独居に必然的に伴うものに、食事を一人でとること、「孤食」があります。約千八百人を対象とした食事調査では、三度の食事を一人でとる「孤食」の人は、一日一回でも誰かと食事をする人と比べ、低栄養になったり歩行速度が遅くなったりする割合が高いことが報告されています。つまりフレイルになる傾向があるということです。

一人で食事をすることが多い「孤食」の高齢者は、一緒に食事をする人がいる高齢者に比べて二・七倍、うつになりやすいとの調査結果が発表されました。[11] 六十五歳以上の高齢者でうつ症状のない三万七、一九三名を三年間追跡した研究では、「孤食」の人ほどうつ症状を発症していると報告されています。研究を施行したのは、ＪＡＧＥＳ（日本老年学的評価研究）という研究プロジェクトです。ＪＡＧＥＳは、健康長寿社会を目指した予防政策の科学的な基盤づくりを目的とした大規模なプロジェクトです。今後も重要な情報発信源になることが期待されています。

こうした研究結果を踏まえて、高齢者のうつを予防するために共食（誰かと一緒に食事をとること）を進める施策が注目されています。

三―三　独居ストレスと主人在宅ストレス症候群
―亭主は元気で留守がいいのか？―

最近、大阪大学の本庄かおり特任准教授が、「離婚すると脳卒中のリスクが上がる」

というセンセーショナルな研究成果を発表されました。[12] 岩手県や長野県など八つの県に住む四十五歳～七十四歳までの男女五万人近くをおよそ十五年間追跡調査し、離婚したり、配偶者と死別したりすることで脳卒中になるリスクとの関係を調べたものです。

本庄先生の研究によると、離婚したり、配偶者と死別したりした人は、そうではない既婚者に比べ、脳卒中になるリスクが二六パーセントも高いというものでした。特に、脳卒中のなかでも脳出血やくも膜下出血になるリスクは男性で四八パーセント、女性で三五パーセントも高いということです。配偶者を亡くした人は、やはり生活習慣の変化や精神的なストレスが高くなっているのではと推測させるような結果です。

「亭主元気で留守がいい」というコマーシャルがありました。またその逆の「主人在宅ストレス症候群」という言葉もあります。仕事一筋のご主人が無事に定年退職し、仕事がなくなり、一日中家にいる

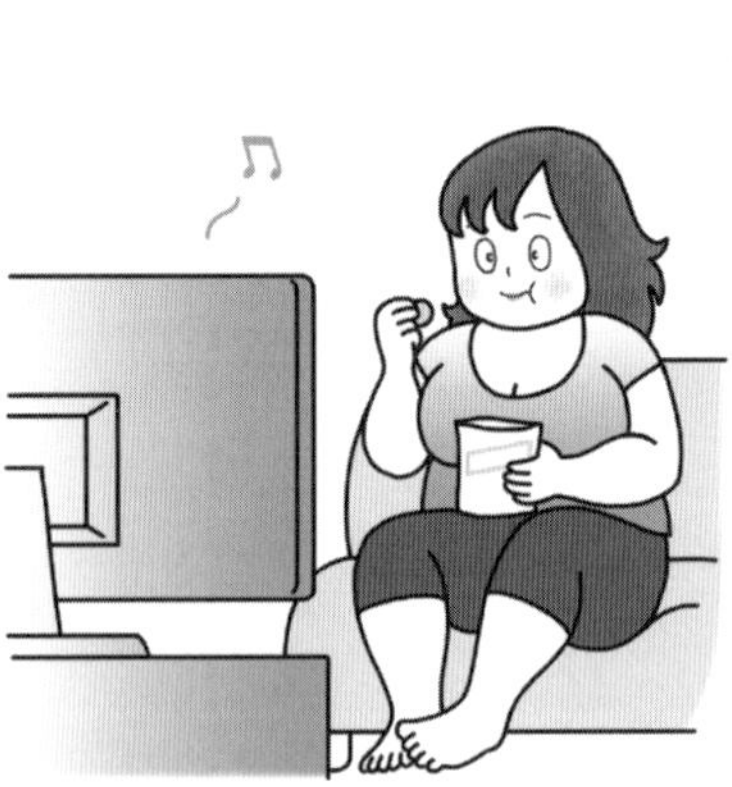

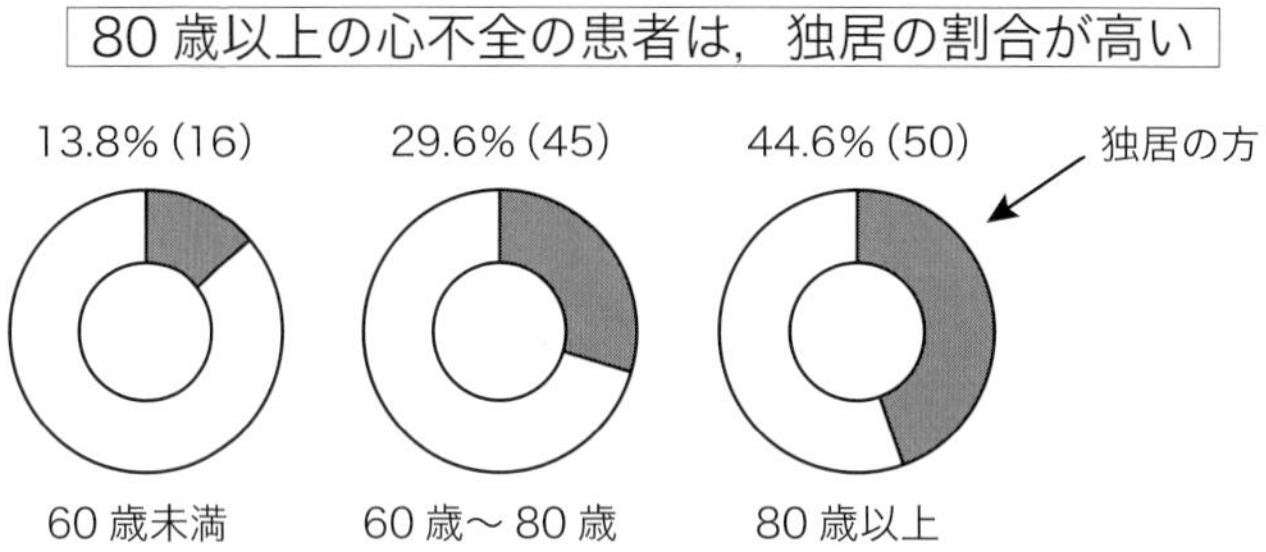

図９　心不全で入院された患者さんの“独居”の割合
「Kawai Y, Inoue N et al：Congest Heart Fail. L8（6）：327, 2012」より.

ことが、奥さんにとってストレスとして感じるようになることをいいます。誰かと一緒に暮らすこともストレスですが、本庄先生の研究結果などをみると、独居自体もかなりの精神的ストレスになるようです。人生は、やはり難しい・・・。

以前、我々の病院に入院された、高齢者の心不全の患者さんの社会的な状況について、調査したことがあります。人間が生きていくためには、体の各部分に十分な酸素と栄養が行き渡ることが必要です。酸素と栄養を運ぶのが血液で、その血液を循環させるポンプの働きをするのが心臓です。その働きが低下する状態を「心不全」といいます。我々の病院だけでも、年間約二〇〇名の心不全の方が入院されてきます。**図9**は、神戸労災病院で心臓のポンプ機能が悪くなって入院された高齢者の方の社会的な特徴を解析したものです。高齢者の心不全の方にはいろいろな特徴がありますが、その中で、「独居」というのが重要な因子であることが判りました。[13] 高齢者の心不全の患者さんでは、一人暮らしの方の割合が多かったのです。

ご高齢で、独居の方は、やはりご自身の健康管理も難しい面が多く、社会的な支援の充実が重要であると考えています。

三―四　高齢者医療の問題点

私の外来にも、多くの高齢者の方が受診されます。ご高齢の方を診察する際に、診療の難しさをいつも感じています。

まず、ご高齢の方は、他の病気を複数有していることが多いという点です。そのため、自然、薬が多くなってきます。それぞれの病気に対して、薬が出されるわけですから、なかには、毎朝、何種類も山のような薬が処方されていることがあります。しかし実際、家の引き出しには、飲み残しの薬がいっぱいあったりします。こうしたたくさんの薬による弊害をポリファーマシーと呼んでいます。高齢化社会での重要な医療問題の一つです。

また、ある病気に対する治療が場合により相反し、苦慮する場合もあります。例えば、昔、心筋梗塞を罹った患者さんに、大腸癌が発見されたとします。その大腸癌に対して手術をする必要があるとしましょう。心筋梗塞の発症を予防するには、血をサラサラにするような抗血栓剤が必要ですが、抗血栓剤で血がサラサラになりすぎて、大腸癌からの出血の危険性が大きくなります。これは、高齢者に限ったことではありませんが、ご高齢の方は、出血のリスクが高く、より薬の作用に対して注意が必要です。ご高齢の方は、前述したフレイル、サルコペニアのために転倒されるリスクが高く、そのため、脳梗塞の予防でよかれと投与された抗血栓剤が、転倒の時に思わぬ出血をきたしたりします。

また、ご高齢の方の場合は、個人差が非常に大きいという点です。二〇一六年十月、東京で行われた日本臨床内科医学会で、三浦雄一郎さんの特別講演を拝聴しました。三浦雄一郎さんは、ご存知のように世界最高齢八十歳でエベレスト登頂を成し遂げられた方です。自らの体験をもとに、健康の秘訣を話されました。それは「攻める健康法」というものでした。三浦さんは、六十五歳の時、不摂生から生活習慣病によってかなりの臓器障害があったそうです。これではだめだということで、エベレスト登頂を決意されました。足首におもりを付けて、重いリュックを背負って一時間かけて街中を歩くことからはじめたと話しておられました。超人的な体力と強い意志で、骨盤骨折や心臓病を克服され、エベレスト登頂を成し遂げられました。普通の人では絶対できないことですね。ただ、「攻める」姿勢は見習うべきものと感じました。

図10は、ピカソの「老人の顔」という絵画です。正確な年齢は不詳ですが、年齢自体は三浦さんと同年代かと推察します。しかし、活動性の点、お元気さからは、大きな差があることは明らかです。これは極端な例ですが、ご高齢の方を診療する場合は、年齢が同じであっても、それぞれの個人差が大きく、異なった視点から治療することが必

要です。同じ年齢だからといって、同じような医療をすることにはなりません。血圧やコレステロール一つをとってもそれぞれ、異なった視点で考え、目標値を考えて治療にあたることになります。

実際、ご高齢の方を診察する場合、その医療行為が正解か否かは、わかりかねる場合が多々あります。糖尿病のコントロール、血圧の管理も、患者さんの状態に則して考えなければならないのは当然です。序文で述べたように、我々医師が治療をする際の手がかりに、EBMに基づいた治療ガイドラインがあります。様々な臨床研究に基づき、各学会がそれぞれの医療行為に対して、推奨される治療指針を公表しています。もちろんすべての医療行為がガイドライン通りにいくわけではありませんが、治療の参考にはなります。しかしながら、ご高齢の方は個人差が大きくガイドライン通りにうまく

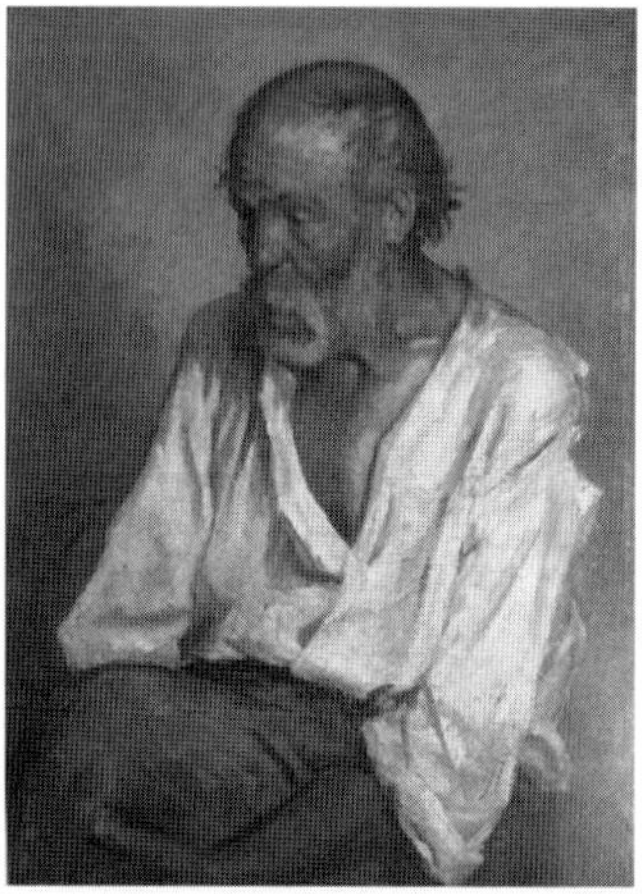
図10　ピカソ「老人の顔」

いくことはまずありません。そもそもご高齢の方を対象にした臨床研究をすることはかなり困難ですので、高齢者の方に適したガイドラインを作成すること自体が無理なことなのかもしれません。そのため、ご高齢の方の診察にあたる時は、その方のこれまでの生活歴、病歴、現在のＡＤＬ、その方の背景を十分に考慮する必要があります。それぞれの方に相応しい治療は何かと自問しながら、診療にあたる必要があります。

第四章　脳卒中と心臓病克服の重要性

四―一　脳卒中と心臓病

日本人の死亡原因は、その社会・経済状況によって大きく変化しています。図11は、日本人の死亡原因を疾患別にみたものです。死因の一位は悪性新生物、つまり癌ですが、心疾患は一五・五パーセント、脳血管疾患は九・三パーセントです。つまり、日本人の約四分の一は、脳血管障害と心臓病で亡くなることがわかります。図12は、厚生労働省の統計による寝たきりの要因となった基礎疾患を表したものです。それによると寝たきりになる三分の一の要因は脳血管障害です。

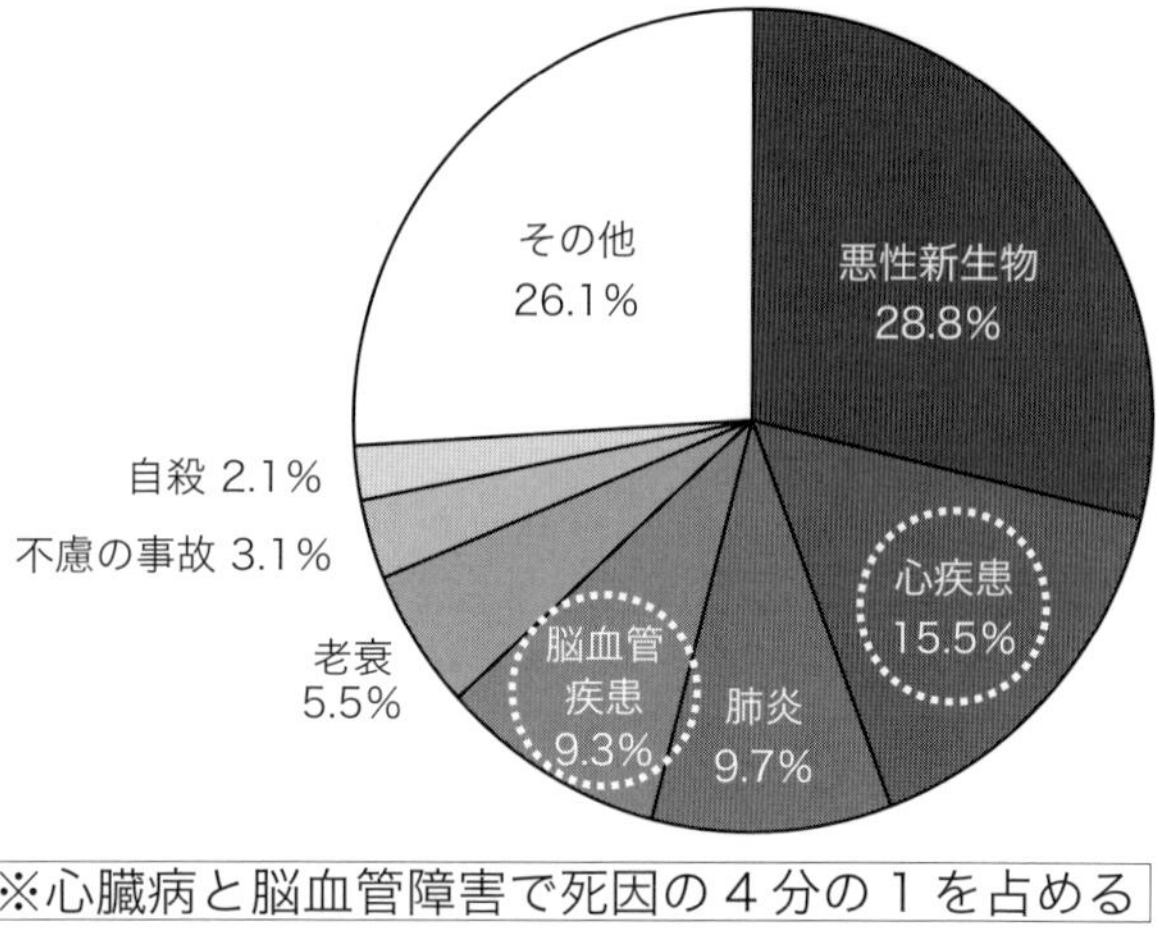

図 11　主な死因別死亡数の割合（平成25年度）
厚生労働省ホームページ資料より作成.

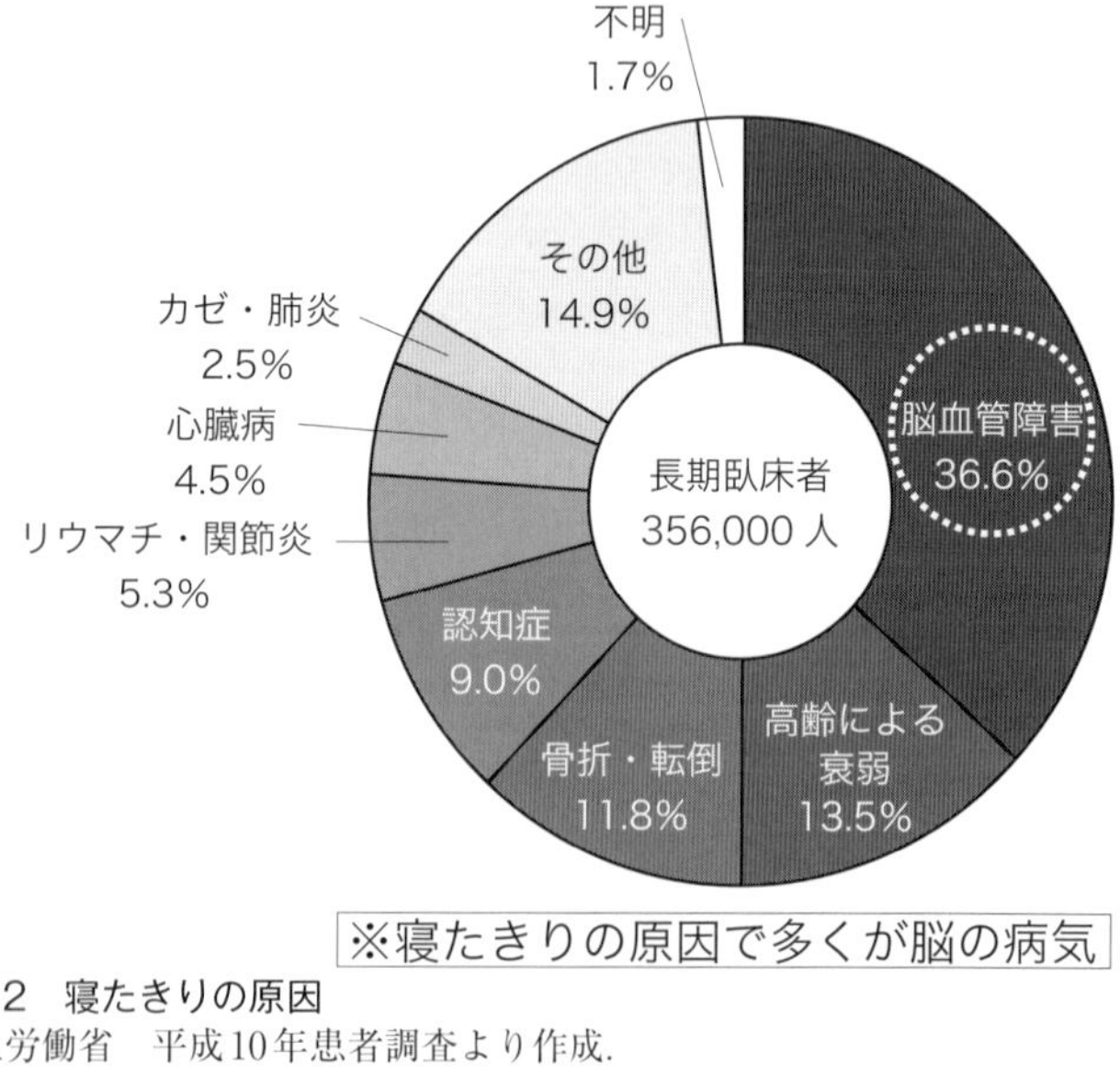

図 12　寝たきりの原因
厚生労働省　平成10年患者調査より作成.

こうした統計をみるといくつかのことが明らかになります。つまり、脳と心臓を守れば、死因の四分の一を克服することができ、寝たきりの三分の一の原因をクリアできるということです。心臓病と脳血管障害を防ぐことがいかに重要であるかがわかります。

四―二　心筋梗塞の病気の本態は血管にある

心臓は、絶え間なく規則的に拍動する血液のポンプです。心臓は、一分間で約六十回拍動し、二十四時間では約十万回、毎日絶え間なく収縮・弛緩を繰り返しています。これほどタフなポンプは、この世に他にはありません。また、心臓はぶ厚い筋肉（心筋）でできています。焼き鳥屋でいうと「ハツ」にあたりますね。

この心臓が絶え間なく拍動するには、心臓自身に十分な酸素と栄養素が必要です。この心臓の筋肉・心筋に酸素と栄養素を供給するルートは、心臓表面にある冠動脈という

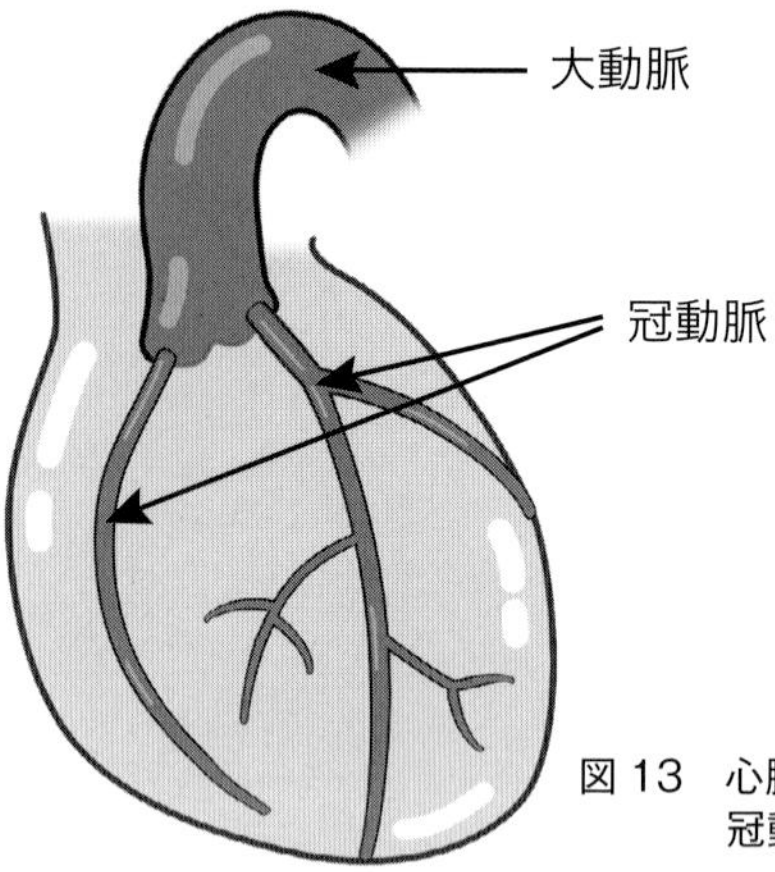

図 13　心臓自身に栄養と酸素を送る冠動脈

血管です。つまり心臓は、この表面にある冠動脈を介して栄養されます。**図13**は、冠動脈を表した図です。心臓の筋肉に動脈血を供給する冠動脈は、心臓から繋がっている大動脈の根元より左右一本ずつ分岐します。心筋の表面を冠のように覆っています。

狭心症や心筋梗塞は、この心臓自身を栄養する冠動脈が詰まってしまう病気です。昼夜働き続ける心臓も、この冠動脈からの栄養補給が途絶えるとたまりません。冠動脈が詰まることによって、十分な酸素が供給できなくなります。とたんに心臓自身が悲鳴をあげます。動脈硬化が原因となり冠動脈の血液の流れが障害されている状況が狭心症です。狭心症では、坂道を登ったり、階段を上がる時に、胸の痛みや胸部の違和感、胸の不快感を自覚します。

図14は、冠動脈の動脈硬化の様子を表したものです。図で示されている動脈硬化の病変、これをプラークといいます。動脈硬化という「硬化」から、硬くなるという印象を受けるかもしれません。しかし実際は、図で示すように、血管の中にプラークと呼ばれる余分なおできのようなものができて、血液の流れを妨げるという感じです。

この動脈硬化プラークが、なんらかの要因で破綻、崩壊します。そうなると、

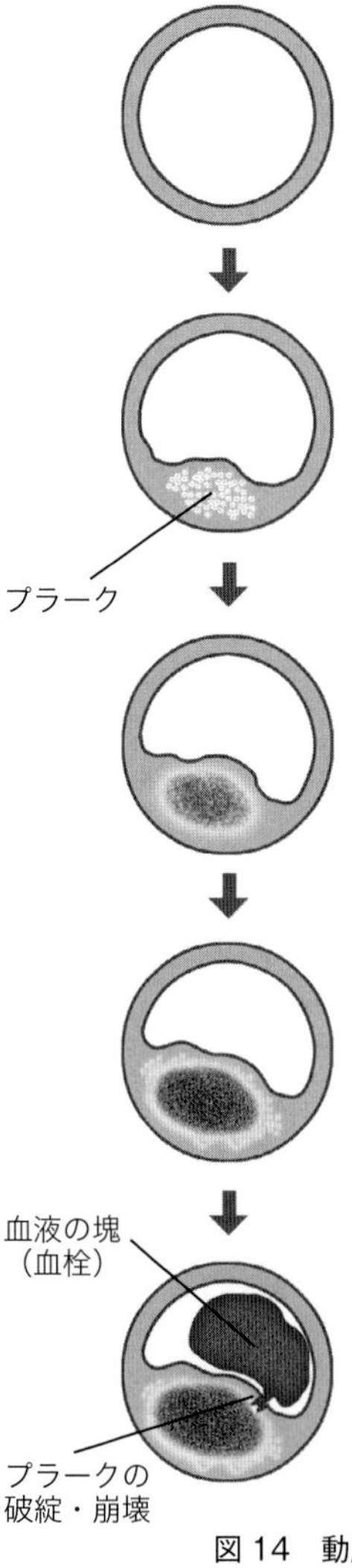

図14　動脈硬化が進んでいく様子

一気に血液の塊（血栓）が生じ、完全に冠動脈の血液の流れが障害されます。それにより、心筋の一部が死んでしまい、壊死する状態が心筋梗塞です。

つまり、心筋梗塞は心臓の病気ですが、その本質は「血管」にあります。冠動脈が詰まることにより心臓の一部が死んでしまいますので、それは一大事、命を落とすこともある致死的な疾患です。

図15は、急性心筋梗塞の患者さんの冠動脈造影です。この方は、突然の激しい胸の痛みが出現して、私たちの病院に救急搬送されてきました。急性心筋梗塞と診断し、直ちに冠動脈造影を行いました。冠動脈造影とは、細いカテーテルという管を血管の中に挿入して、冠動脈を直接映し出す検査です。この患者さんの場合、矢印で示したところで、完全に血液の流れが途絶えかけているのがわかります。直ちに行われたカテーテルの治療によって、図のように血液の流れが元通りになりました。この患者さんは、二週間の入院の後、元気に退院されました。

矢印のところが
血管が詰まりかけている箇所

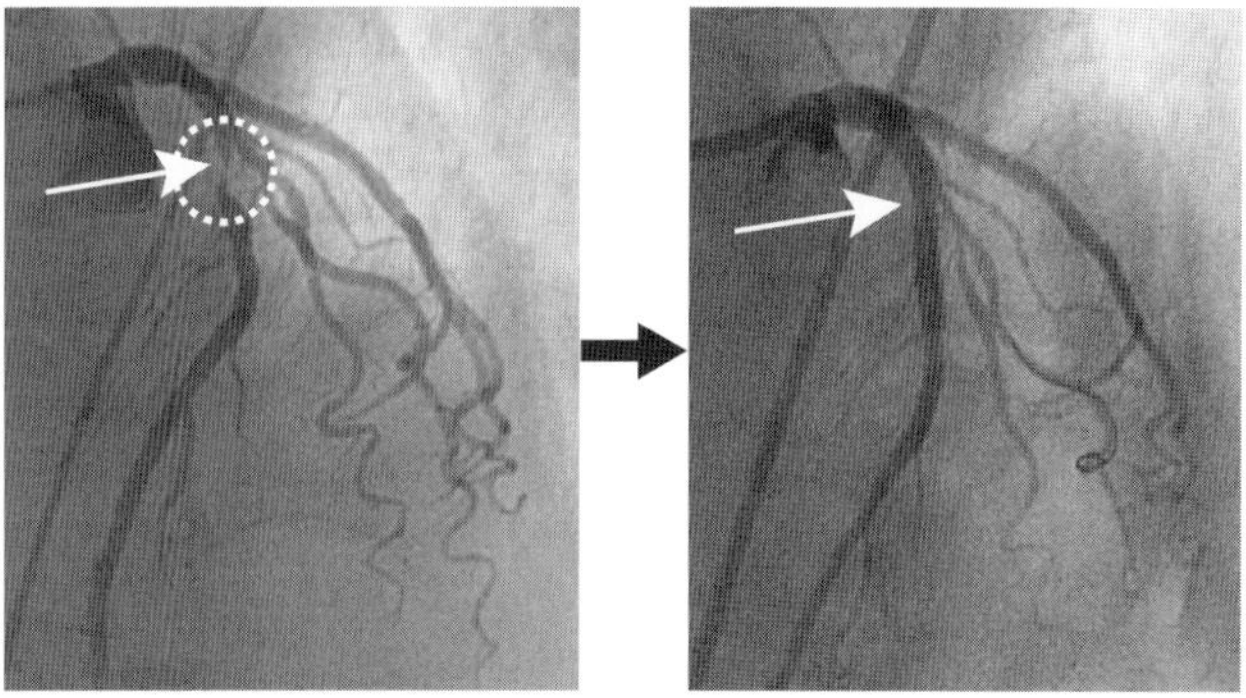

図 15　急性心筋梗塞の患者さんの冠動脈造影　　　治療後

四―三　心臓を栄養する血管・冠動脈を調べる方法 ―低侵襲化の流れ人に優しい医療を―

冠動脈造影は、心臓病の最終的な診断法で、安全性もほぼ確立した検査です。冠動脈造影は、手首あるいは、足の付け根の動脈から、カテーテルという細い管を血管の中に入れていきます。そして、そのカテーテルを慎重に心臓の冠動脈の入り口のところまですすめていき、冠動脈の状態を造影剤を使って調べる検査法です。体の中に管を入れるなんて、想像するだけでゾーッとする感じですよね。しかし、実際はそれほど負担なく、安全に行われる検査です。ただやはり体の中にカテーテルという細い異物を挿入するので、ごくごくわずかの確率ですが合併症を伴う検査でもあります。体に侵襲的な検査法なので、実際に行う場合は、検査前にその必要性、起こりうる合併症、弊害について、十分説明をして納得して頂いてから行います。

現在の医学の向かう方向に「低侵襲化」という大きな流れがあります。つまり、できるだけ患者さんに負担のないような、体に優しい検査法・治療法が開発されてきています。こうした「低侵襲化」という大きな流れの中で、冠動脈を映し出す検査も格段に進歩してきました。現在、非侵襲的に、つまり体に負担なく、冠動脈を検査する方法の中で、特に近年急速に普及してきたのが、心臓CTです。

以前のCTでは冠動脈を正確に映し出すことが困難でした。それは心臓が絶え間なく拍動するために画像がブレてしまうことが原因です。読者の皆さんも一度は、胸のレントゲンを撮ったことがあるかと思います。胸のレントゲンを撮る時には、「はい撮影します！　息を大きく吸って〜、はい止めて！」と、肺の動きを止めて撮影します。しかし、心臓の撮影する時に「はい撮影します！　心臓を止めて〜」とは、無理なことです。

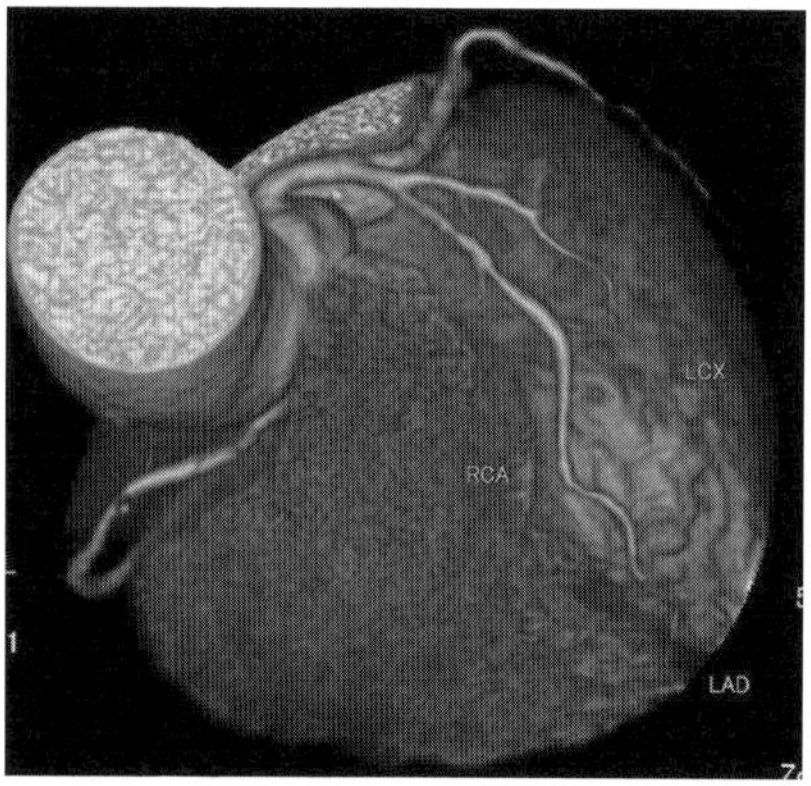

図16　冠動脈CT
造影剤を点滴し，CTを撮影すると冠動脈が明瞭に抽出される．

しかし、この問題はCTスキャンの高速化と心電図に合わせたデータ収集法の進歩によってほぼ解消されました。高速に撮影できるCTが開発されたおかげで、冠動脈を明瞭に映し出すことができるようになったのです。

図16は、実際の狭心症の患者さんの冠動脈CTの写真です。造影剤を点滴してCTを撮影するだけで、冠動脈がとても詳細に描出されるのがわかります。このように、最近では体に侵襲を加えることなく、冠動脈の状態がわかるようになってきました。

四―四　急性心筋梗塞の治療の進歩と多職種連携の心臓リハビリテーション

急性心筋梗塞は、冠動脈に動脈硬化プラークによる血の塊・血栓ができ、閉塞し、詰まることによって発症します。ですので冠動脈の血流を一刻も早く回復させることが治療として最も重要なことです。この冠動脈の血流を再開させる方法には二つあります。主に内科医が行う「カテーテルによる治療」と、心臓血管外科医が行う「外科治療・バイパス治療」です。

カテーテルによる治療は、一九七七年にグルンチッヒにより導入されて以来、器具の進歩、技術の改良により、多くの病院で行われるようになりました。このカテーテルによる冠動脈の血流を早期に再開する治療法の導入・普及によって、急性心筋梗塞の治療成績、救命率は格段に上昇しました。

また昔は、いったん心筋梗塞になると絶対安静を強いていました。しかし、現在は、その病気の状態に応じて身体活動を行っていく、心臓リハビリテーションが積極的に行われてきています。心臓リハビリテーションによって、その後の心筋梗塞の発症が大きく低下することが報告されています。

心臓リハビリテーションは、医師や看護師さんだけではなく、理学療法士さん、薬剤師さん、臨床心理士さん、臨床検査技師さんなど、多くの職種が関わって、一人の患者さんをトータルにみていくというプログラムです（図１７）。こうした包括的な取り組みによって、心臓病の患者さんの低下した体力の回復を目指していきます。さらに、それだけではなく精神的な自信を取り戻して、社会や職場に復帰し、心臓病の再発を予防することを目的としています。

現在の医療の流れに、心臓リハビリテーションのように、多くの職種がそれぞれの専門性を生かし、タッグを組んで行っていく取り組みがあります。これを、多職種連携といいます。一人の患者さんに対して、様々な方向から向き合っていくものです。高齢化社会を迎えるにあたり、医療問題の解決のキーワードは、連携、そう、チームワークです。

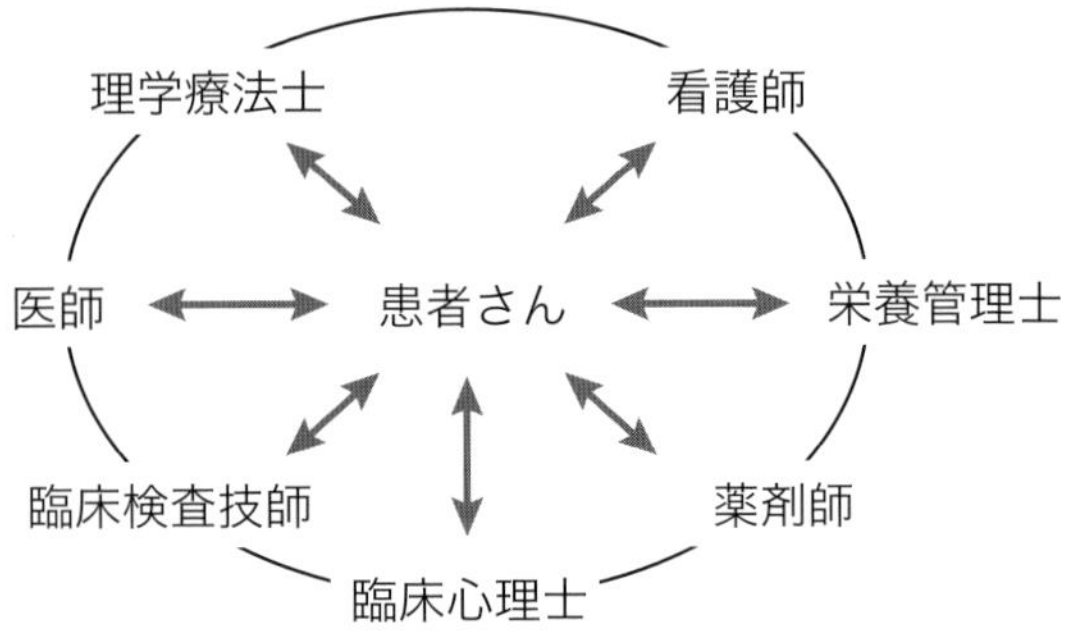

図 17　心臓リハビリテーションの取り組み
一人の患者さんを多くの職種でサポート.

四―五　脳卒中も「血管」の病気です

日本人の死因として、重要な疾患、脳梗塞、脳出血は、脳の「血管」の病気です。血管が詰まってしまい脳の一部が壊死するのが「脳梗塞」、血管が破れて出血する場合が「脳出血」です。脳梗塞・脳出血をあわせて脳卒中といいます（図18）。脳卒中は、「脳が卒然として邪風に中る」という意味で、「中風」とも呼ばれていました。つまり、昔は、邪悪な風にあたって、倒れてしまうといわれていましたが、今では脳卒中は、脳の血管の病気であると理解されています。

脳卒中の病態の本態も「血管」にあります。脳出血は、脳の中にある血管が破れる「脳内出血」

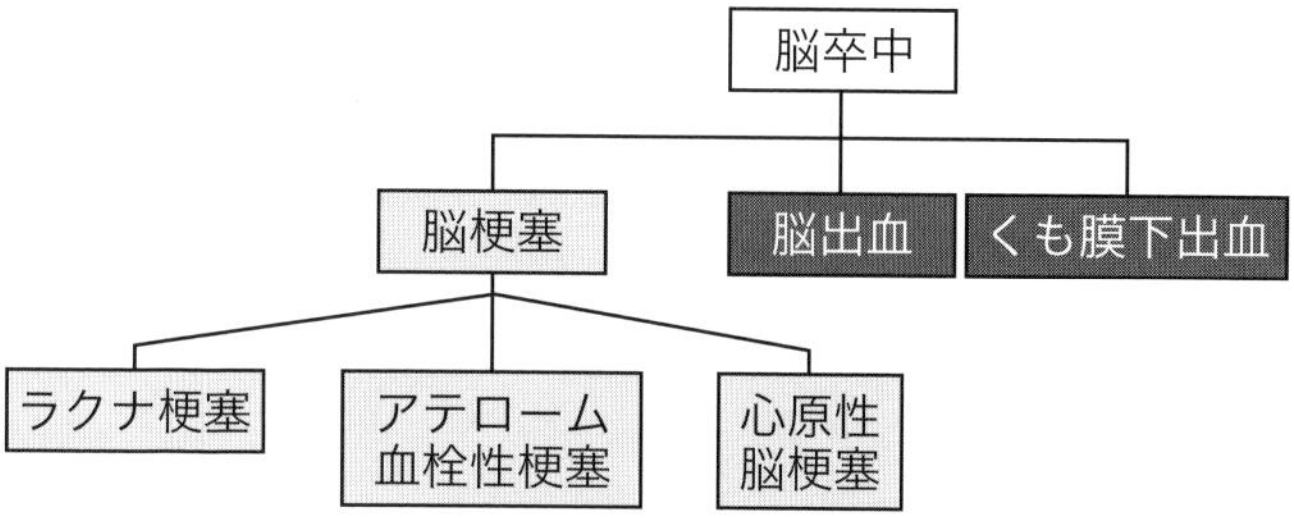

図 18　脳卒中（脳血管障害の分類）

と、脳の表面の血管が破れる「くも膜下出血」に分かれます。それぞれその病因は異なります。「脳内出血」は、高血圧によって脳の血管が障害されることが一番の要因です。「くも膜下出血」は、脳の表面を覆う血管の分岐部にあるこぶ（動脈瘤）の破裂が一番多い原因です。

図19は、脳出血の患者さんの頭部ＣＴです。白く写っているのが出血している場所です。脳は、頭蓋骨という硬い骨に囲まれて保護されています。しかし、いったん脳のなかで出血が起こると、脳は骨に囲まれているので、その血液によって一気に脳の中の圧が高まります。この高まった脳内の圧力によって、健常な脳も障害され重篤な状態に至ります。これが「脳圧亢進」と呼ばれる

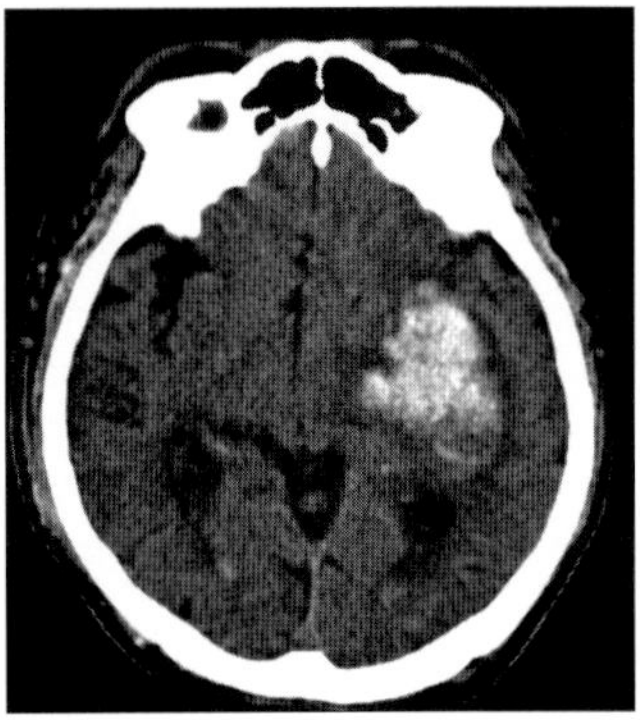

図 19　脳出血の患者さん

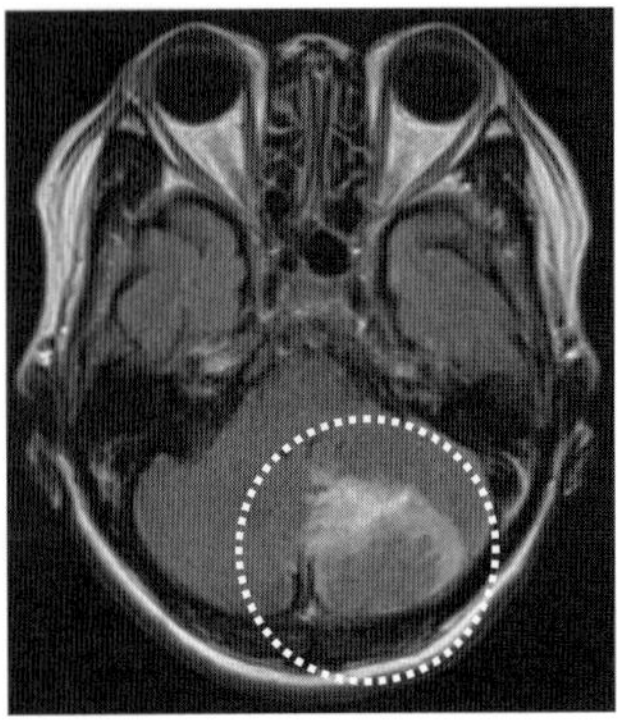

図 20　脳梗塞の患者さん

状態です。**図19**をみると、出血した血液によって、他のところが押されていることがわかるかと思います。

「脳梗塞」は、脳の血管が詰まってしまうことによって起こります。**図20**は、脳梗塞の患者さんのＭＲＩの写真です。白っぽく写っているのが、脳の血管が詰まって障害されている部分です。

四―六　脳梗塞の要因　心房細動という不整脈

脳梗塞にもいくつか種類があって、
①　アテローム血栓性脳梗塞
②　ラクナ梗塞
③　心原性脳梗塞
に分かれます。

「アテローム血栓性脳梗塞」は、動脈硬化で狭くなった太い血管の内部に血栓ができ、血管が詰まってしまうタイプの脳梗塞です。「ラクナ梗塞」は、直径一五ミリメートル以下の小さな梗塞を意味します。脳の血管は太い血管から細い血管に枝分かれしていきますが、この細い血管が狭くなり、詰まってしまうのが「ラクナ梗塞」です。

「心原性脳梗塞」は、心臓の中にできた血の塊（血栓）がはがれて流れ出し、脳に運ばれて脳の動脈を塞ぐものです。「心原性」とは、つまり心臓にその原因があるということを意味します。正常な心臓の中では血の塊（血栓）ができることはありません。しかしながら、心臓の拍動のリズムが乱れたり、動きが悪くなったりすると、血液が滞り、心臓の中に血栓ができます。その血栓（血の塊）が、脳の血管を塞いでしまう病気が心原性脳梗塞なのです。

脈の乱れ（不整脈）のなかで、脳梗塞をきたす要因として、頻度が一番多く、重要なのは「心房細動」という不整脈です。**図２１**で示しているのは、心臓の心房という部屋の中に大きな血栓ができた患者さんの診断画像です。この方は、血栓の一部が脳の血管を閉塞し、重篤な脳梗塞を発症されました。

心原性脳梗塞は脳梗塞の中の二〇～二五パーセントを占めます。それまで正常に流れていた脳の動脈が、いきなり詰まるために、脳梗塞の範囲は広くなる場合が多く、症状もひどくなることが多いです。こうした点からも、脳梗塞を予防するために、心房細動に対しては、適切な治療が必要となってきます。

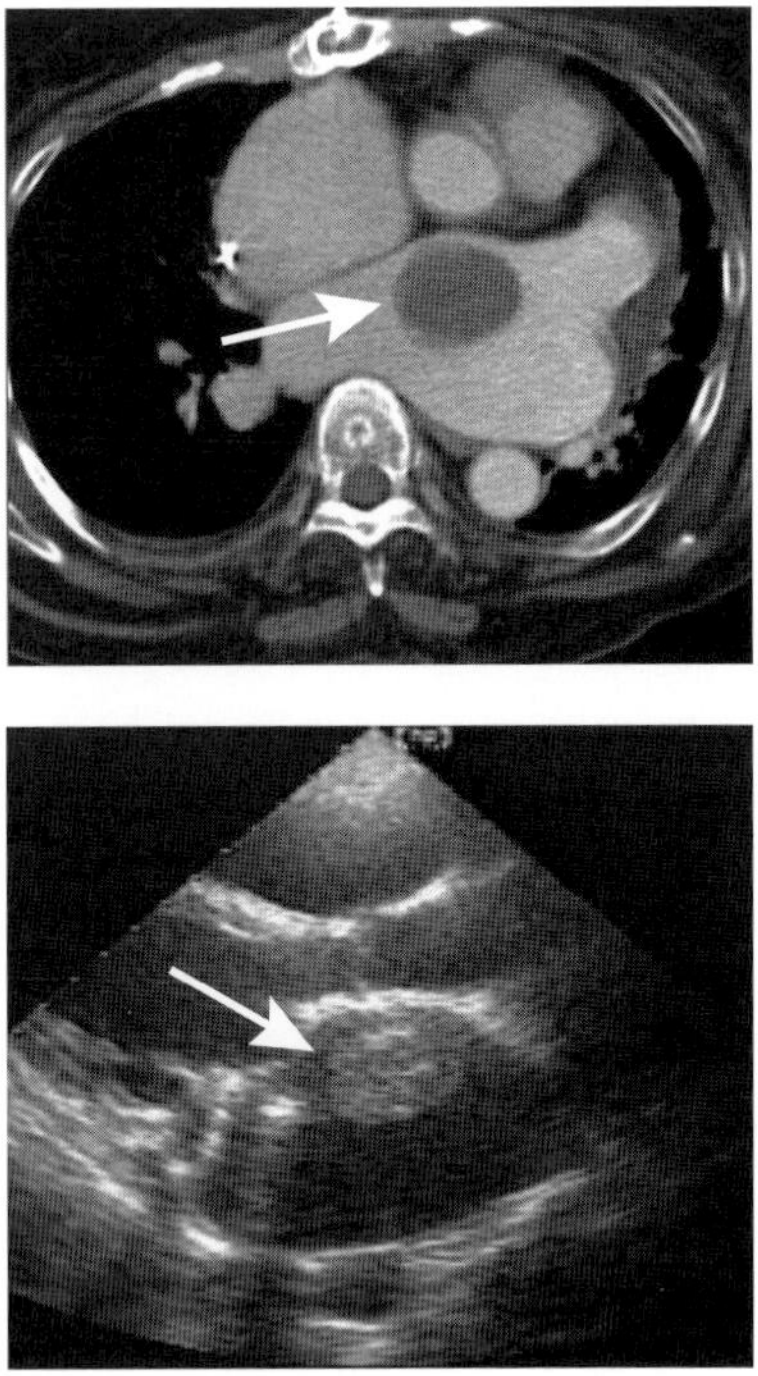

図 21　心臓の中（心房）にできた血の塊（血栓）

四—七　脳梗塞の予防 —まずは検脈してみよう—

図22下は、心房細動の心電図です。一般の方は、心電図なんて馴染みがないかと思いますが、時々、映画やテレビなどに出てくることがありますね。心電図は、心臓の動

きを非常によく反映する優れものです。本書は心電図の読み方を伝えるものではありませんが、ポイントは、心電図の縦の鋭い線が一回一回の心臓の拍動を示しているというところにあります。

正常の心電図(**図22上**)では規則的に縦の線が並んでいるのがわかります。それに対して下の心電図は、縦の線の間隔が不規則、バラバラであることがわかるでしょうか。心房細動に至ると、心臓に一定のリズムがなくなり、不規則・無秩序に心臓が拍動します。

心臓は、四つの部屋からなっています。上の部屋が心房、下の部屋が心室です。静脈系の右側と、動脈系の左側がありますので、四つの部屋になります(**図23**)。心房細動では、上の部屋・心房が規則正しく収縮できず小刻みに震えるために、心房の中の血液がよどんだ状態となります。そのため、心房の中に、血の塊(血栓)ができやすくなります。その血栓がはがれて心臓から脳の血管に流れ着いて、脳の動脈を詰めてしまうと脳梗塞(心原性脳塞栓)を引き起こします。

心房細動は、なにも心電図をとらなくても、自分の脈をとることでわかることもあり

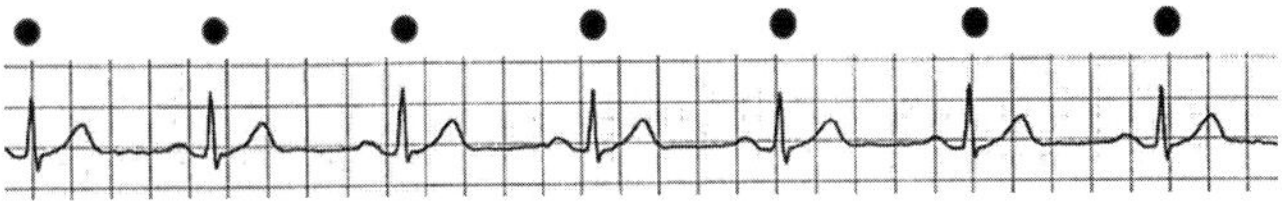

健康な方の心電図
●が心臓の拍動
心臓が規則的に拍動しているのがわかります.

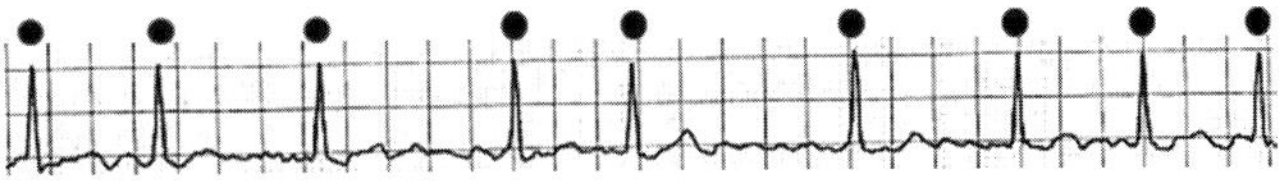

心房細動の方の心電図
●が心臓の拍動
心臓の拍動が，不規則なのがわかります.

図 22　心電図
上が正常．下が心房細動.

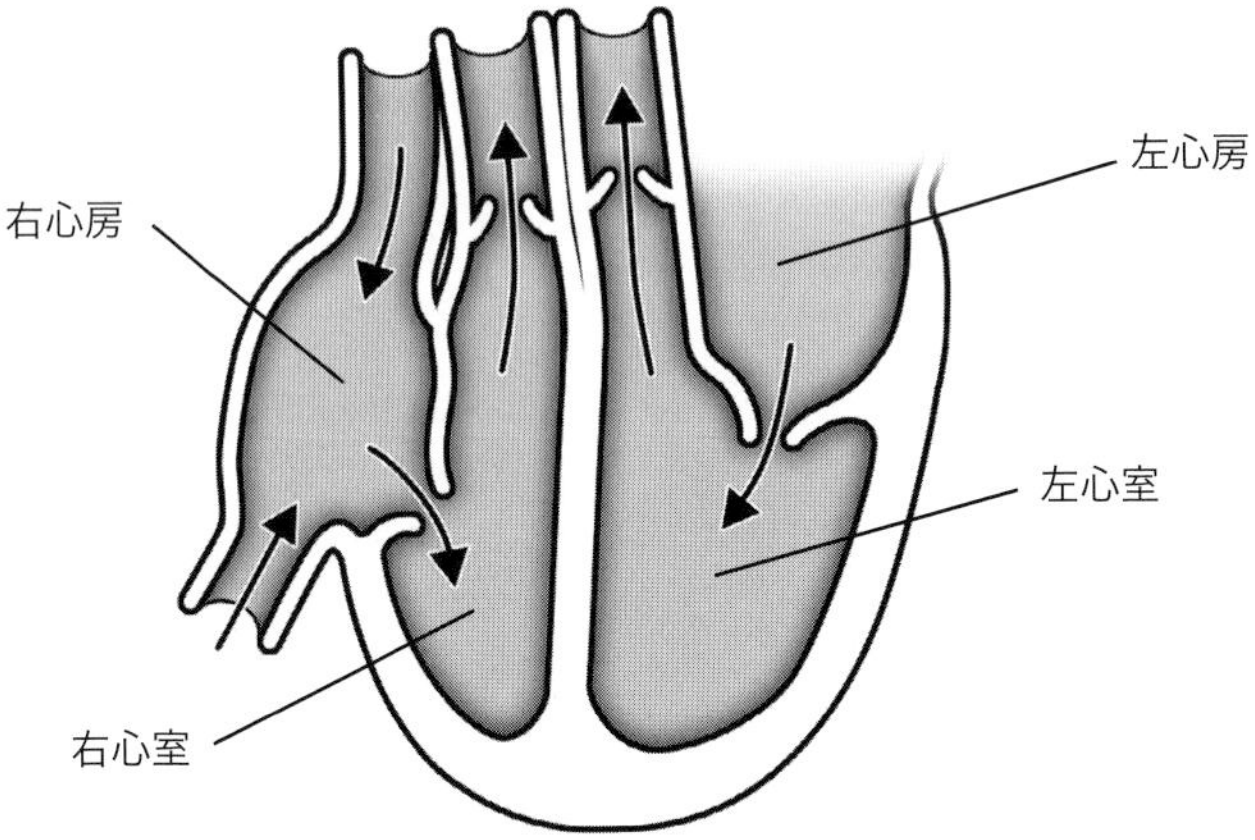

図 23　心臓

脈をとろう!!

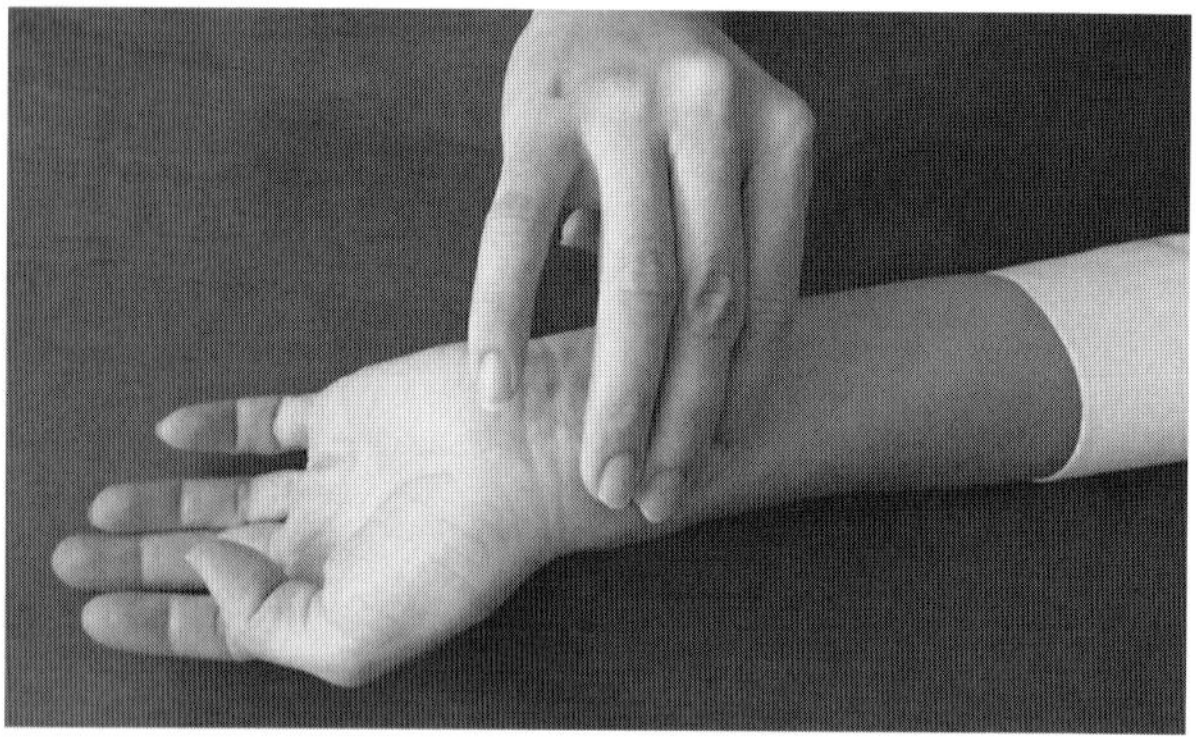

図 24　検脈のしかた

ます。私は患者さんに、脈をとる「検脈」を勧めています。検脈は簡単にできます。

図24のように、手のひら側の手首にもう片側の三本の指を脈の触れる箇所に当てるだけです。

自己検脈のポイントは、脈は規則的で正しいか、バラバラか。バラバラであれば、常にバラバラか。ほんの一瞬だけ乱れて、その後はもとの規則的な正しい脈に戻るか。これで脈の結滞(脈が触れるべきタイミングで触れない)がないかが分かると思います。

また、脈拍数は、運動の量の目安になります。一〇秒間の触れる脈拍数を六倍すれば一分間の脈拍数になります。

検脈をする習慣をつけましょう。検脈をして、脈の打ち方が気になるようであれば、近くの医院に行って相談をしてみましょう。

四―八　大動脈が破裂する恐ろしい病気 ―大動脈瘤―

二〇一六年二月、大阪・梅田の繁華街で、乗用車が暴走し十一人が死傷する痛ましい事故が起こりました。暴走した乗用車を運転していた男性は、事故直前に大動脈解離を発症し、意識が消失したとみられています。

大動脈は直径二〜三センチメートルと体の中で最も太い血管で、心臓と直結しており、全身に血液を送り出す大事な役割を果たしています。その大動脈の最も内側にある内膜が突然裂けてしまい、大動脈の壁を縦方向に引き裂く恐ろしい病気が大動脈解離です。

いきなり大動脈が割れて解離する大動脈解離のほかに、徐々に大動脈が大きくなりコブ状になっていく、大動脈瘤という病気があります。ゴム風船と同じで、大動脈瘤が大きくなればなる程、破れやすくなります。この大動脈瘤は、破裂すると体内で大出血をきたします。破裂した大動脈瘤は、致死率九〇パーセントに至る恐ろしい病気です。

大動脈瘤には起こりやすい好発部位があります。それは胸とお腹中の大動脈です（**図25**）。このお腹の大動脈が大きく膨らむ病気を腹部大動脈瘤といいます。腹部大動脈瘤は、かなり大きくなるまで、症状なく経過するので、発見が遅れることがしばしばあります。多くの著名人も大動脈瘤でお亡くなりになっています。作家の司馬遼太郎さん、俳優の藤田まことさん、映画評論家の淀川長治さんも、この大動脈瘤破裂でお亡くなりになりました。

図26は、最近我々の病院の人間ドックで発見された腹部大動脈瘤の患者さんのCT検査の写真です。お腹の大動脈が大きく膨れているのがわかるかと思います。この男性は、高血圧、糖尿病で内服治療をしていました。そろそろいい年になってきたので、人間ドックでも受けようかという軽い気持ちで受診をされました。その時に腹部エコーで、腹部大動脈瘤が発見されました。人間ドックを受けずに、そのままにしていると、

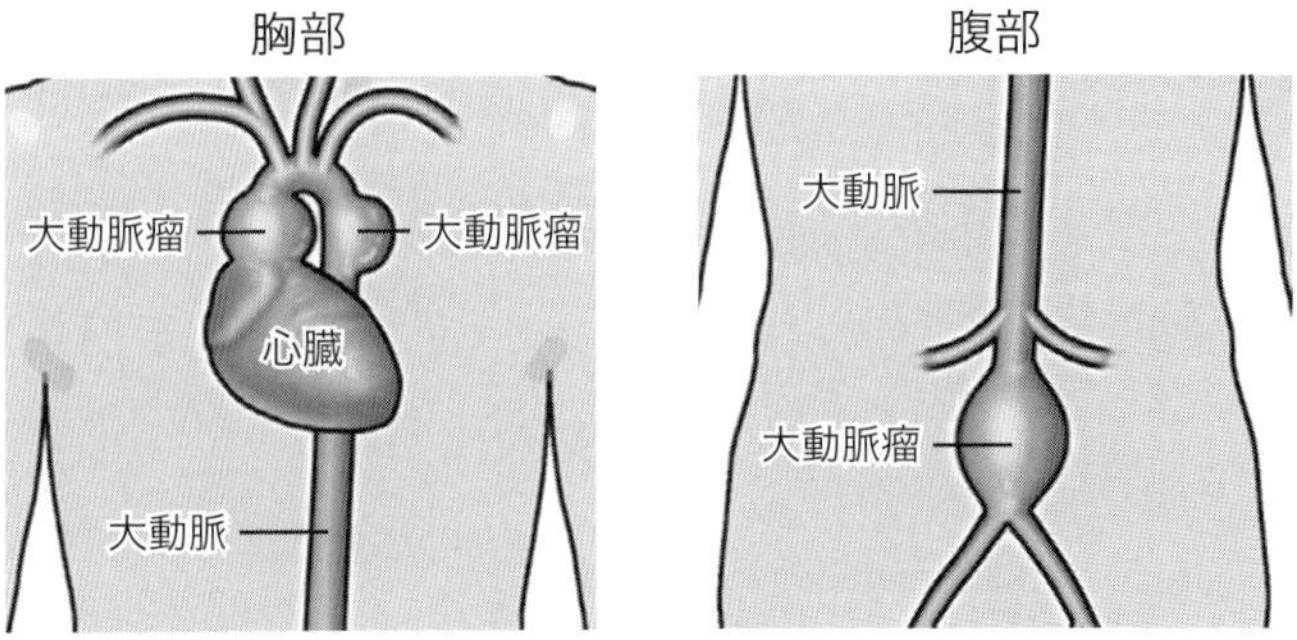

図 25　大動脈瘤
一番大きな血管，大動脈がふくれあがっている．

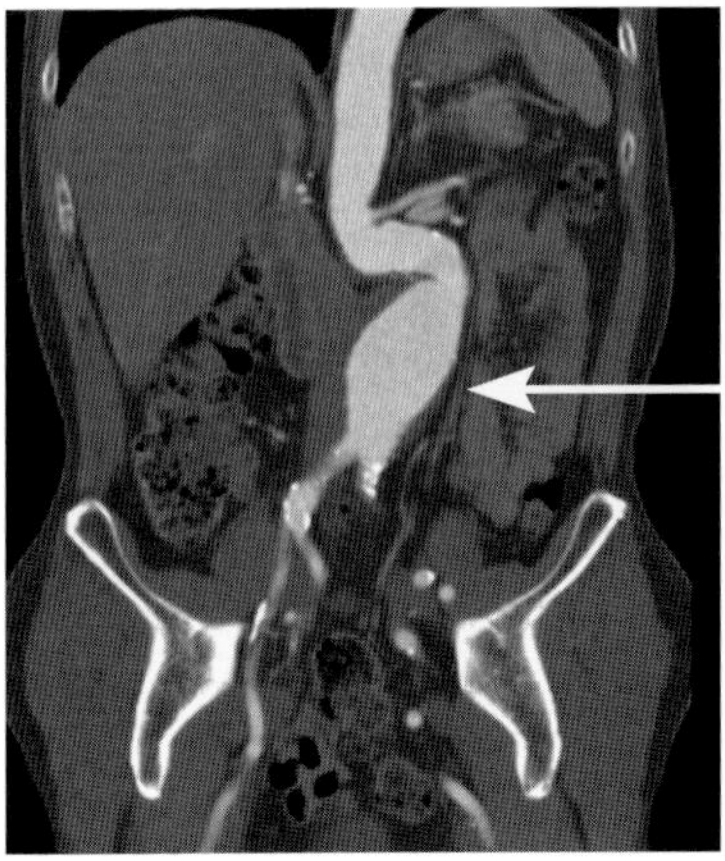

お腹の一番大きな血管がふくれあがっている

図 26　腹部大動脈瘤の患者さんの CT

数年後、大動脈瘤が破裂して、大変なことになっていた可能性もあります。人間ドックの超ファインプレーです。

この方は、人間ドックを受診した翌週に、ステントという筒を、コブ状に膨らんだ動脈瘤のところに留置して治療が終了しました。

なぜ、動脈が**図２６**で示すように、こぶ状に大きくなっていくのか。その原因に関しては、明確な答えはでていません。ただ、血圧が高い方、煙草を吸う方、糖尿病のある方によく起こるとされています。後述しますが、血圧が多少高くても、痛くも痒くもありませんが、放置すると致死的な疾患をきたします。高血圧が「サイレントキラー」、静かなる殺し屋といわれる所以です。

人間ドックでの大きな病気の発見率は、それほど高くはありません。しかしこの方のように、大きな病気や思わぬことがわかることがあります。節目、節目で人間ドックを受けられることは、意義のあることと思います。

第五章　血管の老い —動脈硬化—

五—一　人は血管とともに老いる

日本人の重要な死因である心臓病、脳卒中は、血管が悪くなって起こります。病気の主座は、血管にあります。成人の失明で最も頻度の多い糖尿病網膜症も、目の奥にある網膜の血管の病気です。また透析になる原因として重要な糖尿病性腎症も、腎臓の血管が悪くなって起こる疾患です。そのため、いかに血管が重要であるか、血管をしなやかに保つことがいかに大切であるかが理解できるかと思われます。

図27の写真は、約一世紀前の偉大な医学者、ウイリアム・オスラーです。素晴らし

い臨床医で、医学教育にも情熱を注ぎ、今日の医学教育の基礎を築いた方で、数多くの名言を残しています。医学生の教育においては「三時間机で勉強するよりもベッドサイドの十五分が勝る」という言葉を残しました。この言葉は、今の医学教育の問題点の本質を表したものと思います。また、「医学は科学に基づいたアートである」とか「多くの人は、食べ過ぎと飲み過ぎによって死に至るものだ」等、現在の医療においても意義深い数々の言葉を残しています。

その彼の残した名言中の名言に、「人は血管とともに老いる」という言葉があります。高齢であっても血管がしなやかであれば、その人は若い。いくら若くても、血管がぼろぼろであれば、その人は年寄りである。人の寿命というのは血管で左右される。とい

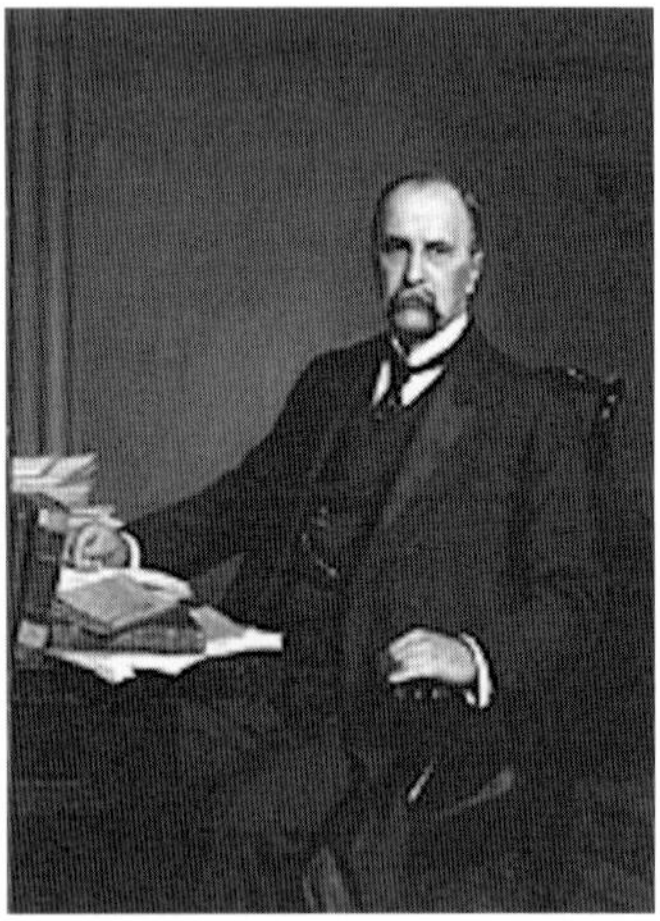

図 27　ウイリアム・オスラー
(1849-1919)

うのが「人は血管とともに老いる」という言葉の意味です。これは一世紀前の言葉ですが、今でも当てはまる言葉です。

五―二　動脈硬化が原因で生じる病気は古代からあった

動脈硬化は、人類の歴史の中でいつからはじまったのでしょう。おそらく、太古の昔、大型動物に追いかけられていた時代は、心臓病や、脳卒中もなかったと想像しがちです。しかし、果たして本当にそうなのでしょうか？　最近の研究で、古来エジプトの時代から、動脈硬化に基づく心血管病はあったことが明らかにされました。

二〇一三年にミイラをＣＴで検査した研究結果が、ランセットという超一流の医学誌に発表されました。ＣＴ検査は現在の医療で大きなパワーをもっている検査法で、受けられた方も多いと思います。ＣＴ検査は、人の体の内部を非常に精巧な感度で調べることができる検査です。この最先端の医療がミイラに応用されました。エジプトやペルー等で発掘されたミイラをＣＴで調べたところ、全体の三分の一以上のミイラで動脈硬化を認めたことが報告されました。研究を報告したのは、セントルークス・ミッド・アメリカ心臓研究所のランドール・トンプソン博士らです[14]。動脈硬化は、必ずしも「現代病」ではなく、古来から人類に共通した病であったようです。

五―三　動脈硬化の成り立ち
―はじめの第一歩は血管の内面を覆う血管内皮が傷むこと―

それでは、動脈硬化を原因とする心筋梗塞や脳梗塞の病気の成り立ちはどのようなものなのでしょうか。若いしなやかな血管が、どのようなプロセスを経て、病気に至るのでしょうか？　糖尿病、高血圧、脂質異常症、喫煙、肥満等は、動脈硬化を誘発し、心

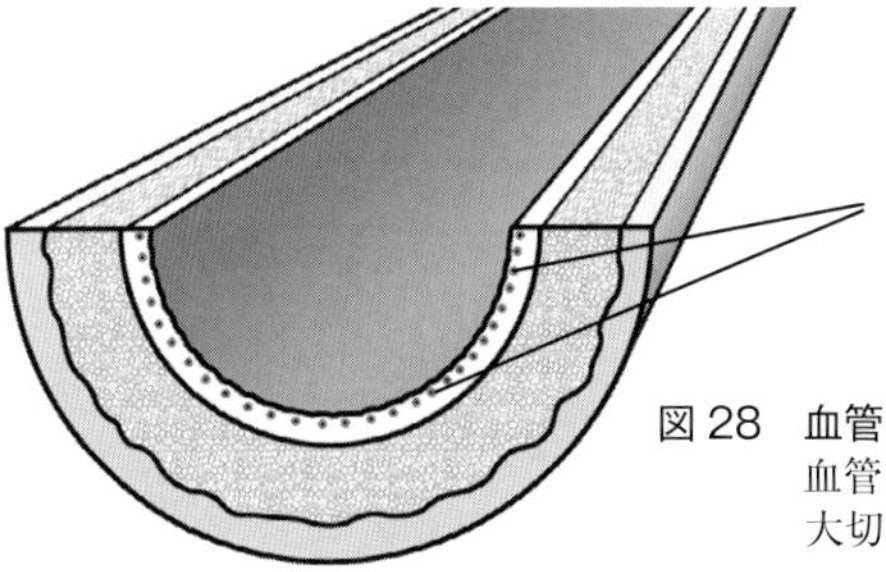

図 28　**血管内皮細胞**
血管の内側を裏打ちする
大切な細胞.

臓病、脳卒中を引き起こします。どのようなメカニズムで、これら危険因子が、動脈硬化を引き起こすのでしょうか？

多くの研究者が、「動脈硬化」という人類の敵に対して精力的に研究をしてきています。その中でわかってきたことは、血管病の第一歩は、血管の内側を覆っている「内皮細胞」が傷むことにはじまるということです。

血管の内面は、一層の「血管内皮細胞」といわれる細胞の膜に覆われています（**図２８**）。この血管を裏打ちしている内皮細胞は、人間の体にとって、とても重要な働きを有しています。血管内皮細胞は血をサラサラに保つ機能を有していますが、この血をサラサラに保つ性質を、

「抗血栓性」といいます。

ケガをして出血し、血液が血管の外へ漏れ出ると血液は直ぐに固まってしまいます。しかし、血管の中では血液は固まりません。これは、血管を裏打ちしている内皮自身が血液をサラサラにさせる性質を有しているからです。つまり、血管内皮細胞の表面は、ヘパリンという強力な抗凝固作用(血液を固まらせなくする作用)をもった物質によってコーティングされているのです。

さらに、この血管内皮細胞は、血をサラサラにする機能だけではなく、様々な刺激・変化を感知します。そしてこの血管内皮細胞は、こうした変化に対して的確に応答することにより臓器への血の流れを保つ多彩で能動的な機能を有しています。

一人の人間の体の中にある血管内皮細胞をすべて集めてくると、テニスコートで六面分、重さは一キログラムにもなります。これは、人の最大の臓器、肝臓に匹敵する大きさです。このように、この血管の内面をコーティングしている一層の細胞がとても重要な働きをしているわけです。

動脈硬化は、この重要な臓器である血管内皮細胞が傷つくことによりはじまると考えられています。この考え方は、ラッセル・ロスにより初めて提唱され「傷害反応説」といわれます(15)。この血管内皮細胞に傷をつける要因が、動脈硬化危険因子、喫煙、高血圧、糖尿病、脂質異常症です。こうした危険因子があると、血管を裏打ちする細胞、血管内皮細胞が傷つきます。

血管の内側を裏打ちする血管内皮細胞が傷むと、悪玉コレステールＬＤＬが血管のなかに潜り込みます。血管の中に入り込んだ悪玉コレステロールＬＤＬは、マクロファージという細胞に貪食されて、ドロドロした動脈硬化巣（プラーク）を作ります。こうしてできた動脈硬化プラークが大きくなって、血管の中の七五～九〇パーセントも占めるような状態になれば、狭心症の症状が出てきます。

さらに、この動脈硬化プラークは、脆弱化し、もろくなり、崩壊しやすくなります。**図29**で示すように、ある時、このプラークが崩壊することによって、血管の中に血の塊ができて、一気に、血管を塞いでしまいます。急性心筋梗塞の発症です。こうした動脈硬化プラークが崩壊して、一気に心臓にダメージをきたす病態を、急性冠症候群といいます。

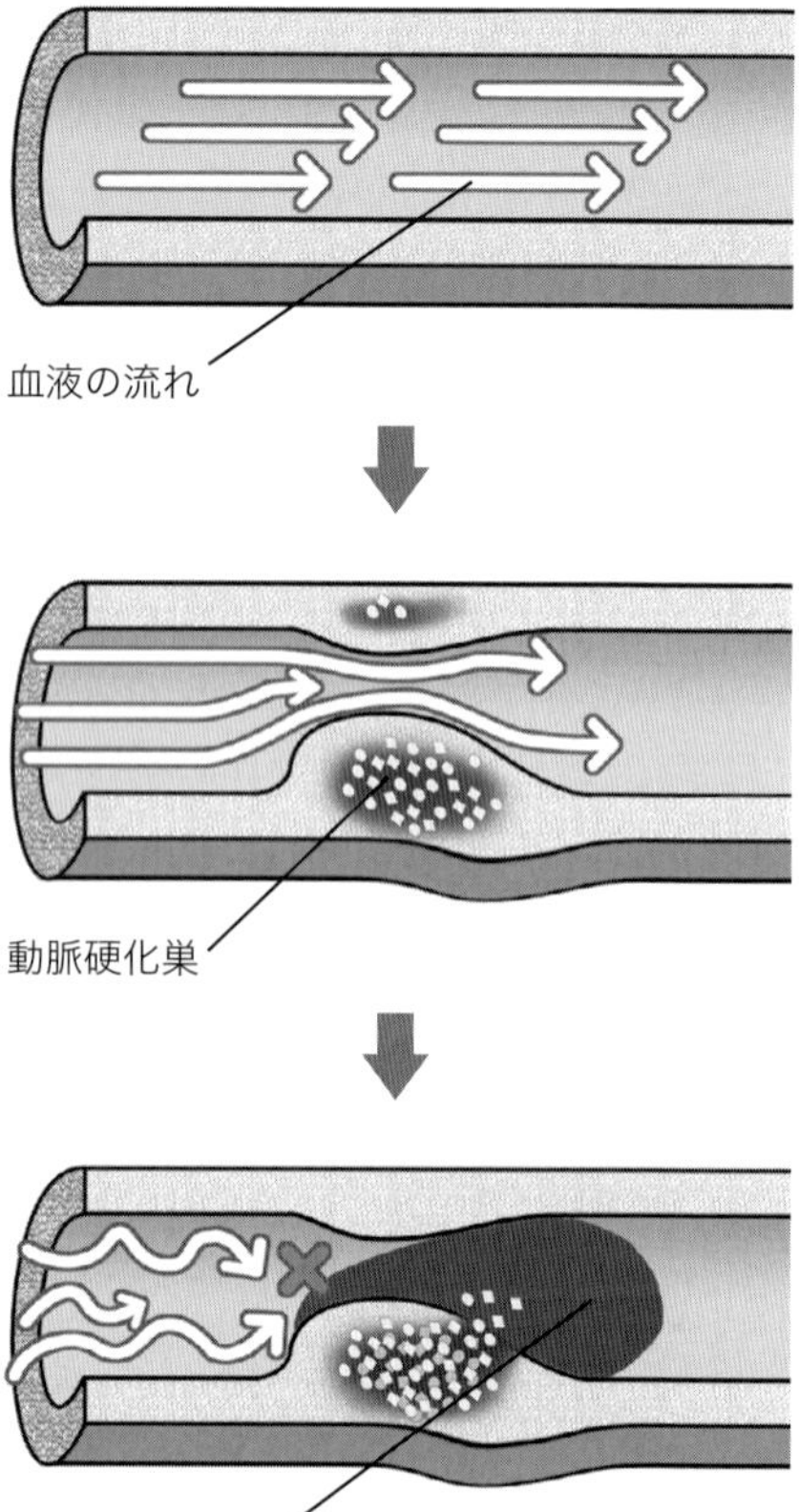

図 29　急性心筋梗塞が起こっていく様子

五―四　動脈硬化の進展には酸化ストレスが関係している

大切な血管内皮が傷んでいくメカニズムに関して、私は以前、神戸大学循環器内科教室で、横山光宏前教授（故人）の指導のもとで研究をしていました。その一連の研究の結論は、「酸化ストレスが血管内皮細胞の障害に深く関与している」というものです。私の独り善がりかもしれませんが、この考え方は現在においても支持されていると考えています。[16] つまり、糖尿病、高脂血症、高血圧、喫煙、肥満といった動脈危険因子のある状況では、活性酸素の産生が高まります。そして、活性酸素によって酸化ストレスが亢進しますが、その酸化ストレスこそが、血管を傷める重要な因子なのです。

最近、活性酸素の産生が多くなる状態、「酸化ストレス」が、多くのマスコミにも取り上げられ注目されていますが、一体どのようなものなのでしょうか。

活性酸素とは、空気中から取り入れた酸素が体内で変化したものです。人間は酸素を使って体内の栄養分を燃やし（酸化させ）、エネルギーを作り出しています。この酸素を使う過程で、自然に活性酸素ができてしまいます。活性酸素とは、ペアにならない電子（不対電子）をもっています。この不対電子が、ヒトの体を形作っている脂質やDNA、蛋白質に作用します。そして細胞膜脂質の酸化、DNAの酸化変性、蛋白質の酸化的修飾を引き起こし、細胞に障害を与えると考えられています。例えると、血管が「さ

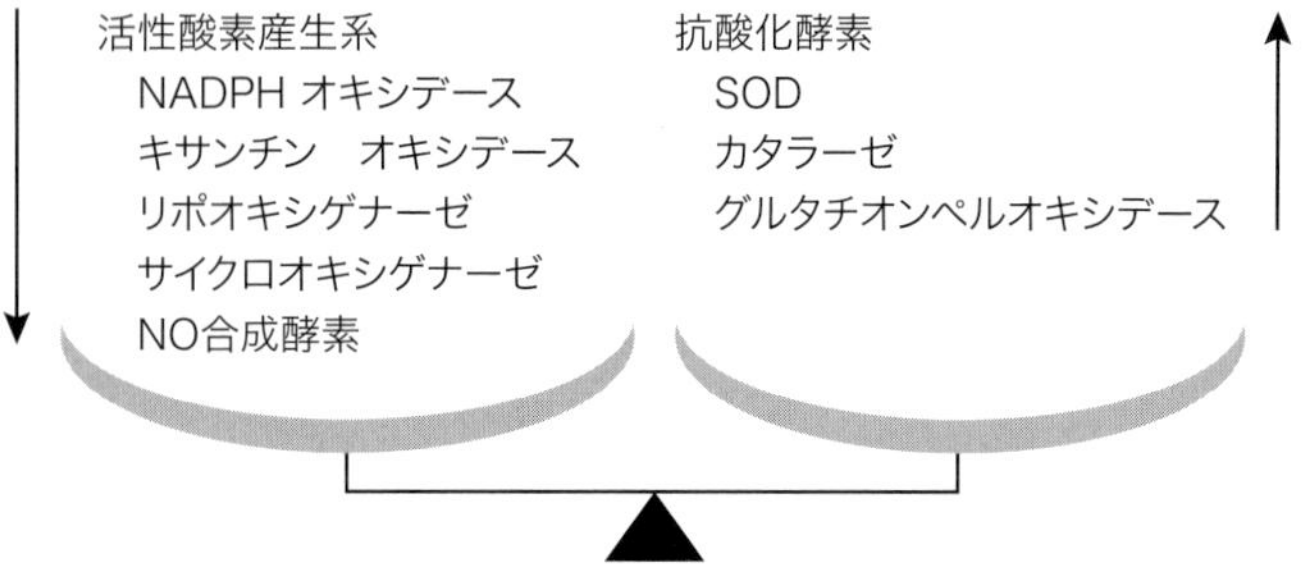

図30　酸化ストレス
酸化ストレスとは，活性酸素を出すシステムとそれを消失するシステムの不均衡によって生じる．

びた状態」になります。

体の中には活性酸素が多くならないように、活性酸素を消してしまう抗酸化酵素などの防御機構が備わっています。しかしながら、その活性酸素の産生と防御機構のバランスが崩れてしまい、活性酸素の側に偏った状態となることを酸化ストレスということができます（図３０）。

しかし、活性酸素が体の中で産生されているかを実際に見ることはできませんし、直接測定することもできません。活性酸素の産生が亢進した酸化ストレスは、本当に患者さんに生じているのでしょうか。

神戸大学で研究をしていた時に、活性酸素の産生を赤色で示す特殊な試薬を用いて、実際に

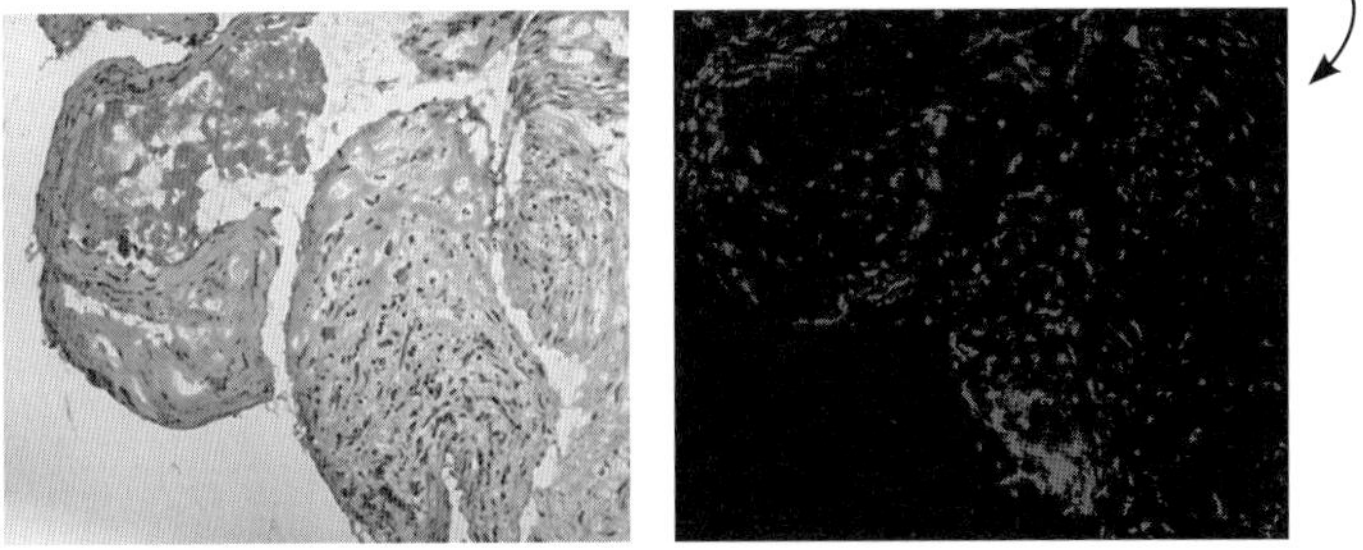
色の薄い所が活性酸素が産生されている場所

図 31　カテーテル治療により摘出された冠動脈片を用いた検討
実際の狭心症診療において，活性酸素の産生増加を証明．

狭心症の患者さんの冠動脈において、酸化ストレスが亢進しているかどうかを調べました（**図31**）。この図は、実際の狭心症の患者さんの冠動脈のかけらを顕微鏡で調べたものです。DCA（方向性冠動脈粥腫切除術）という冠動脈が閉塞している患者さんを治療する方法があります。筒状の細い器具を使って、冠動脈にできたプラークを削り取って治療する方法です。この削り取ってきた冠動脈の破片を検討してみると、狭心症の患者さんの冠動脈のなかでも、活性酸素の産生が高まっていることがわかりました[17]。

五―五　悪玉コレステロールＬＤＬがさらに凶悪化した酸化ＬＤＬ

血管の中で高まった酸化ストレスは、悪玉コレステロールＬＤＬを酸化させます。それにより超悪玉コレステロールである「酸化ＬＤＬ」ができます。この超悪玉コレステロール酸化ＬＤＬこそが心臓病を引き起こす要因であることがわかってきました。酸化ＬＤＬは、悪玉コレステロールがさらに凶悪化した超悪玉コレステロールといえるでしょう。

一般の健康診断で測定される項目は、総コレステロール、悪玉コレステロールのＬＤＬ、善玉コレステロールのＨＤＬ、中性脂肪ＴＧです。これらの異常を脂質異常症といいます。特に悪玉コレステロールＬＤＬが高値の状況であれば、活性酸素によって酸化され、凶悪化した超悪玉コレステロール酸化ＬＤＬに変化します。この凶悪化した超悪玉コレステロール酸化ＬＤＬが、心臓病を引き起こすと考えられています。悪玉コレステロールＬＤＬが、酸化された超悪玉コレステロール酸化ＬＤＬが、血管を傷める因子なのです。

五―六　凶悪化した超悪玉コレステロール
―酸化ＬＤＬの担い手 ＬＯＸ―１―

酸化ストレスは悪玉コレステロールＬＤＬを酸化させます。それにより凶悪化した〝超悪玉〟コレステロール酸化ＬＤＬが産生され、血管内皮の機能を障害させます。その〝超悪玉〟コレステロール酸化ＬＤＬにより動脈硬化プラークが形成されていきます。凶悪化した〝超悪玉〟コレステロール酸化ＬＤＬがどのような仕組みで、血管を傷めていくかは不明でしたが、一九九七年沢村達也博士により、酸化ＬＤＬを識別する受容体ＬＯＸ―１（ロックスワン）が発見されました。[18] このＬＯＸ―１は、凶悪化した酸化ＬＤＬを認識し取り込むだけではなく、その後の研究で、ＬＯＸ―１は、死に陥った細胞、老化赤血球、炎症細胞などを認識することもわかってきました。このＬＯＸ―１は、生体防御機構（体を保護する働き）や炎症性機転などの重要な生命現象において大切な役割を果たしていることが次々と明らかになってきています。[19]

五―七　LOX―INDEX（ロックスインデックス）
―脳心血管病の発症を予知する血液検査―

一般の健康診断や人間ドックでは、総コレステロール、悪玉コレステロールであるLDL、善玉コレステロールであるHDL、そして中性脂肪TGが測定されます。LDLが高い方は、心筋梗塞が起こりやすく注意が必要です。しかしながら、急性心筋梗塞で入院される方で、LDLが低い方も多くおられます。過去の研究では、急性心筋梗塞で入院された三一パーセントの方は、LDLがそれほど高くはなかったと報告されています[20]。また、脳梗塞の発症には、LDLはなんら関連しないことが示されています。つまりこれは、検診で測定するLDLが正常であっても安心できないということを意味します。

悪玉コレステロールLDLの測定だけで、脳卒中や心臓病が起こりやすいかのリスク評価には限界があるということですね。

〝超悪玉〟コレステロール酸化LDLは、一般の健診では測定はされませんが、酸化

ＬＤＬに対する特殊な抗体を用いて測定することはできます。しかし、この抗体を用いた酸化ＬＤＬの測定法は、多くの問題点が指摘されており、臨床的な意義は確立されていません。それに対して、酸化ＬＤＬの受容体ＬＯＸ－１の結合を利用した新しい測定法が開発されました。これによって測定される値をＬＡＢといいます（**図３２**）。私が国立循環器病研究センター研究所（沢村達也部長）に勤務していた時、血液中のＬＯＸ－１と、このＬＡＢとの積（ＬＯＸ－ＩＮＤＥＸ：ロックスインデックス）が脳梗塞や心筋梗塞の発症を予知することを明らかにしました[21]。

ＬＯＸ－ＩＮＤＥＸに関する研究は、国立循環器病研究センターにて管理されている吹田研究がベースとして行われました。吹田研究は、国立循環器病研究センターが管理するコホート研究です。コホート研究とは、ある特定の集団を一定期間、追跡調査をして、病気の発症頻度を検討し、特定の要因とその病気の間の関連の有無を検討する研究のやり方です。

約二、五〇〇名を約十一年追跡した吹田研究から、ＬＯＸ－１とＬＡＢの積、ＬＯＸ－ＩＮＤＥＸ（ロクスインデックス）が、今後十年以内の脳梗塞・心筋梗塞発症率に大

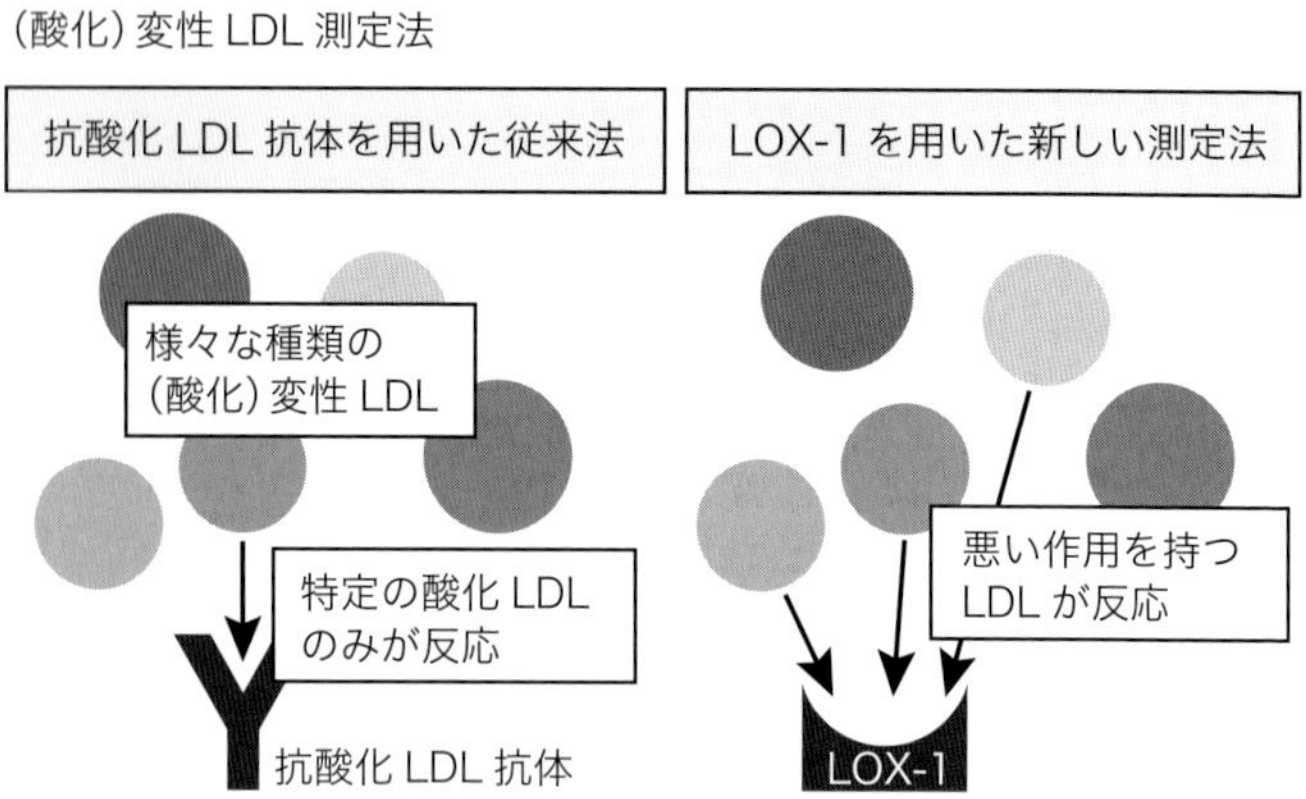

図 32　酸化 LDL の新しい測定法
LOX-1 に結合するリポタンパクを測定する.

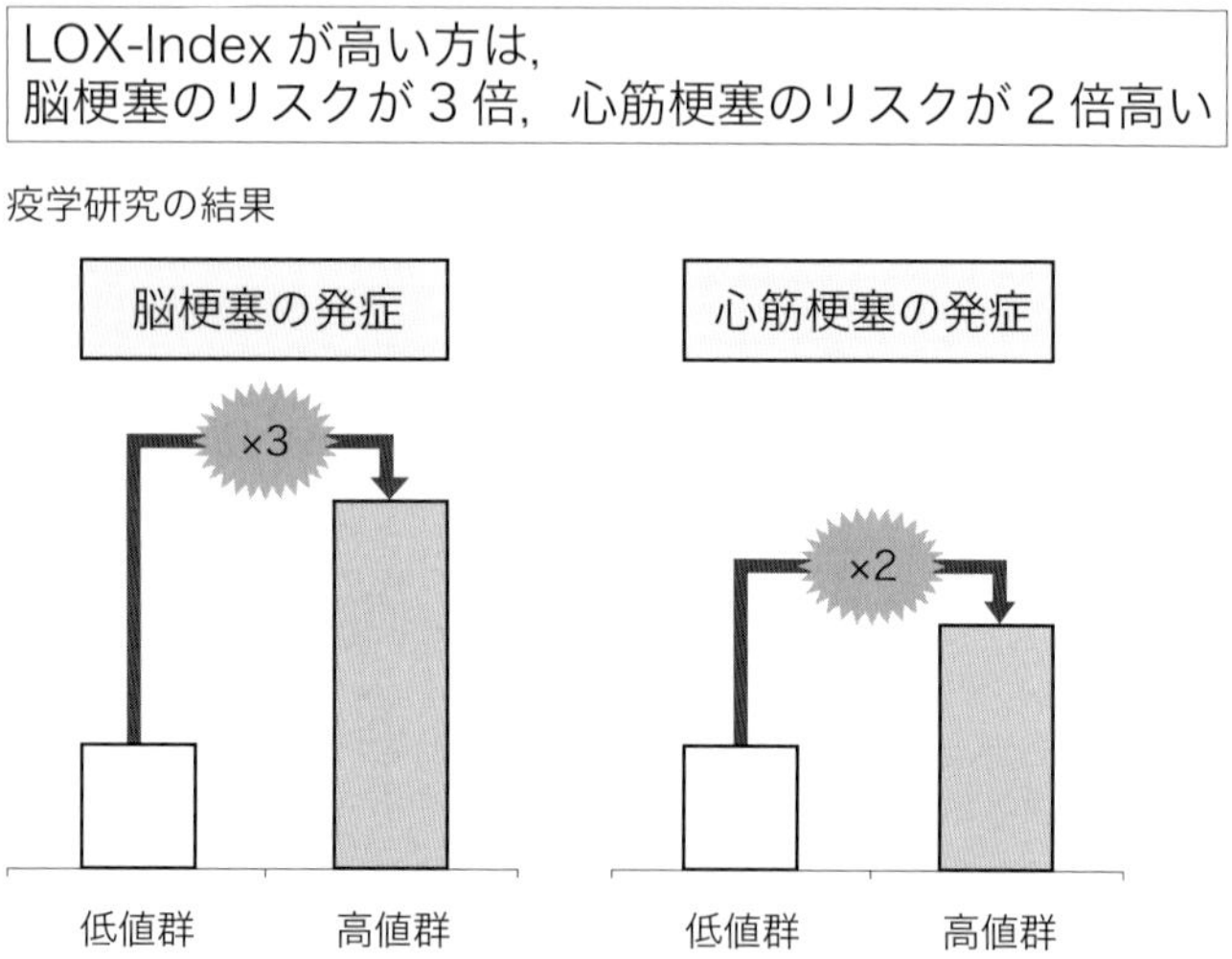

図 33　脳梗塞，心筋梗塞の危険因子としての Lox-Index

きく関連することがわかりました（図３３）。ＬＯＸ―ＩＮＤＥＸが高い場合は、脳梗塞発症率で約三倍、心血管疾患発症率で約二倍の危険性があります。ＬＯＸ―ＩＮＤＥＸを測定することにより、脳梗塞・心筋梗塞の発症が予測しえる可能性があります。

五―八　抗酸化剤は心臓病・脳卒中を予防する夢の薬か？

酸化ストレスが、動脈硬化を基盤とした心血管病の成り立ちに重要であること、超悪玉コレステロール酸化ＬＤＬが心臓病に直接的に関わっていることは、多くの研究者が実証しているところです。それでは、活性酸素を減らす抗酸化剤は、心臓病や脳卒中を予防する夢の薬なのでしょうか。

こうした疑問に対して、これまで多くの臨床研究が行われています。しかしながら、ＣＨＡＯＳやＳＰＡＣＥという臨床研究の少数の例外を除き、抗酸化剤の効果は、限定的なものにとどまっています。つまり抗酸化剤の明らかな有用性は未だ証明されていない状況です。抗酸化ビタミンを飲んだら、脳卒中や心臓病にならないということはありません。

大規模臨床研究における抗酸化剤の否定的な結果と、酸化ストレスの重要性を示す多くの基礎及び臨床研究結果の間に不一致があります。

酸化ストレスを抑える抗酸化物が、心臓病や脳卒中を予防するかというと、話はそんなに簡単ではありません。私は、現時点ではビタミンC、ビタミンEを含めて、巷で出回っているサプリメントの効果に関しては否定的に考えています。それは、前述しましたように、こうしたサプリメントの有効性を示す十分な科学的根拠がないからです。最近のアンチエイジング・抗酸化を旗印に、さかんに、様々な商品が売られています。なんでもかんでもアンチエイジングという謳い文句をつければ、体によさそうに聞こえますが、しかしそんなに簡単なものではありません。

重要なことは、こうした酸化ストレスが心臓病と深い関係があるという基礎研究と、抗酸化剤の有効性が証明できない臨床試験とのギャップが、どのような理由によるものか、その謎を解明することだと考えています。

第六章　こころ―ハート―心臓

六―一　精神的ストレスと心臓病の深い繋がり

酸化ストレスだけではなく、同じストレスとして、精神的ストレスは心臓病を引き起こす重要な要因です。私も日々患者さんに接する中、こころの有り様が、心臓病と深く深く繋がっていることを実感しています。

最近、我々の病院に入院されたAさんの例を紹介します。

Aさんは、脂質異常症と高血圧で、近くのクリニックに通院されていました。以前から、抑うつ傾向にあって、いつも気分がすぐれず、心療内科にもかかっていました。最近、仕事場の配置換えがあって、かなりの職業性ストレスがあったようです。その後、食事も進まず、薬はしっかり服用していましたが、体調の不良を自覚していました。その後、少し歩くだけでも息切れがひどくなり、その夜、急に呼吸困難になりました。救急車をお願いして病院に行くことに。血圧一九〇／一〇〇、脈拍九六。血液の酸素の値もかなり低下していました。診察した医師からは、「高血圧性心不全」との診断で、緊急入院となりました。

このAさんの場合は、職場でのストレスをきっかけに、高血圧性心不全を発症したと考えられました。

実際、これまでの研究においても、いろいろな心的要因（こころの問題）が心臓病の発症に関与していることが示されています。特に、抑うつは心臓病との関わりが強いとされています。

前述しましたように、抑うつには二つの大きな症状あります。それは「抑うつ気分」と「興味・喜びの喪失」です。この二つの心理的・精神的な症状以外にも、睡眠障害、食欲低下、疲労倦怠感、頭痛など、身体的な症状を伴います。これまでの研究で、心臓病の方の多くは、抑うつを有していることが明らかになってきています。

図34は、有名なムンクの「叫び」です。この時のムンクの日記には、以下のことが書かれています。

――私は二人の友人と歩道を歩いていた。太陽は沈みかけていた。突然、空が血の赤色に変わった。私は立ち止まり、酷い疲れを感じて柵に寄り掛かった。それは炎の舌と血とが青黒いフィヨルドと町並みに

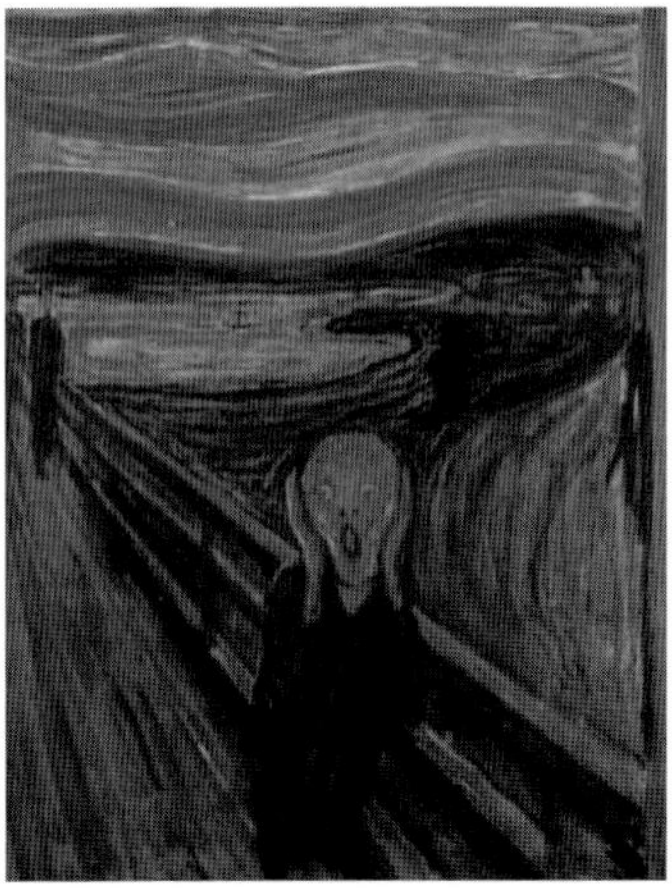

図34　ムンク「叫び」

被さるようであった。友人は歩き続けたが、私はそこに立ち尽くしたまま不安に震え、戦っていた。そして私は、自然を貫く果てしない叫びを聴いた――

つまり、この絵に描かれている人は叫んでいるのではなく、「自然を貫く果てしない叫び」に怖れおののいて耳を塞いでいるわけです。この絵で表現されているのは、「恐怖」「不安」です。そして、この恐怖・不安が心臓病と深く関連しているのです。

精神的ストレスと心臓病は、密接に関連しています。心筋梗塞の患者さんで抑うつの人は、非常に病気の回復が悪いことが報告されています。また、心筋梗塞の四五パーセントの症例で抑うつを合併しているという報告もあります。

精神的ストレスと心血管病との関連性を示した研究は数多くありますが、その中でインターハート研究が有名です。[22] インターハート研究は、二万四、七六七症例に及ぶ大規模なもので、かつ五十二の様々な国が参加している国際的な研究です。一万一、一一九名の急性心筋梗塞と、一万三、六四八名の対象者との社会的ストレス、抑うつをスコア化することによって評価しています。その検討によると、抑うつを有する人は、オッズ比にして一・五五倍、心筋梗塞のリスクが高かったと報告しています。つまり、精神的に問題をもっている方は、心筋梗塞を発症しやすいということです。また興味深いことに、抑うつの心筋梗塞発症に対するオッズ比は、東洋人が二・一〇倍であるのに対して、ヨーロッパ人は一・一一倍でした。このように東洋人は、精神的ストレスに対して弱いのかもしれません。

大阪大学公衆衛生学の磯先生は、七万三、四二四名の日本人被験者を対象とした研究を行い、心血管病発症における精神的ストレスの重要性を検討されています。磯先生は、精神的ストレスが高度な女性の脳心血管イベント発症の相対リスクは二・二四倍であったと報告しています。[23]つまり、精神的ストレスが負荷されている女性は、心臓病や脳卒中に二倍以上、罹患しやすいということです。

海外でも同じような報告が相次いでいます。ルギリスらは、冠動脈疾患発症に対する抑うつの影響を評価するために、これまでの臨床研究を総合的に解析しました。その結果によると、抑うつの冠動脈疾患発症の相対的なリスクは一・六四倍であったことを報告しています。(24)つまり、抑うつがあると、そうでない方に比べて、二倍近く心臓病になりやすいことになります。

ＮＩＰＰＯＮ　ＤＡＴＥ　８０／９０という研究があります。これは、厚生労働省の研究班が全国から無作為抽出した国民を対象とした追跡調査です。日本における循環器疾患及びその危険因子に関する現状を把握することを目的としています。このデータは現在の日本の医療の治療指針の作成の目安になっています。この調査結果によると、総コレステロールが高い方の冠動脈疾患に関連した死亡のリスクは、一・八倍と報告されています。(25)脂質異常症と精神的ストレスとを直接比較することはできませんが、上述した精神的ストレスの解析結果から推察すると、精神的ストレスの冠動脈疾患に対するリスクは、脂質異常症と同程度であると考えられます。

六―二　自然災害と心臓病

日本はこれまで多くの自然災害を経験してきました。その災害ストレスと心臓病との関連性はこれまで多く報告されています。二〇一六年四月の熊本地震では、震災関連疾患として、急性肺動脈血栓塞栓症、いわゆるエコノミークラス症候群の発症が多く、注目されました。また自然災害後に、急性心筋梗塞や心不全などの心臓病の発症が多くなることも報告されています。

私が住んでいる神戸の街も一九九五年大震災に襲われました。あの時、私はジョージア州アトランタのエモリー大学に留学していました。お正月に一時帰国し、アメリカへ戻った直後にあの震災は起こりました。ですので、私自身はあの震災を体験していません。神戸の実家周辺がひどい状態であったのを知ったのは、震災後しばらく経ってからでした。

東北大学の小川恵子先生達は、阪神淡路大震災の年に発症した急性心筋梗塞による死亡数の推移について、震災の直後から急激に増加したことを報告しています。

二〇一一年の東日本大震災後にも、循環器疾患の発症の増加が報告されています。[26] 岩手県立中央病院の中村明浩先生達は、東日本震災後に心臓の拡張する働きが障害された心不全症例が増加したと報告しています。[27]

震災関連死として、心臓病の発症が増加するのは、いくつもの理由が重なったと考えられます。震災によって、ライフラインの途絶、適切な医療が受けられなくなったことも要因です。また、避難所生活での不眠、災害対応への疲労など、様々な因子が複合的に関連していると想像できます。不安、喪失感などの精神的ストレスが、心臓病の発症に関与しているとも考えられます（図35）。

また、自然災害だけではなく、人的災害のあとに生じる心への負担が、心臓病の発症の要因になることが報告されています。二〇〇一年九月十一日の米国で起こった同時多発テロ事件の際にも、精神的ストレスと心臓病の発症との関連性が報告されています。

不整脈を予防する目的で、重症な心臓病の患者さんに埋込型除細動器（ＩＣＤ）を植え込む治療が行われています。埋込型除細動器は、重篤な不整脈による突然死の予防として最も有効な治療法です。こうした埋込型除細動器の治療を受けている患者さんを対

自然災害に伴って
心血管病，肺炎など疾患が増加した要因

・身体的ストレス，精神的ストレスよる交感神経の活性化
・ライフラインの途絶
不十分な医療環境
服薬ができない
・保存食（塩分摂取量の増加）
・運動量の低下
不眠　疲労

図 35　自然災害による疾病の誘発

象にした研究で、同時多発テロ事件後に、心室性不整脈等の不整脈の頻度が六八パーセント増加したとの報告があります。[28] 九・一一のような社会的に衝撃のある事件のあとには、やはり心臓病の発症が増加するのです。

六―三　サッカーは心臓に悪い？

二〇一六年のリオ五輪で、日本チームの予選リーグ敗退は、非常に残念な結果でした。

一方で、開催国ブラジルに金メダルをもたらしたネイマールの情熱には我々も感銘を受けました。サッカーに伴う熱狂は、時に度が過ぎて、ニュースになったりもしていますが、サッカーと心臓病との関連についてもいろいろな報告がなされています。

二〇〇六年のワールドカップドイツ大会中、ミュンヘンの都市圏では男性の心臓病の発生件数が通常の三倍以上に、女性では二倍になったことが報告されました[29]。特に、ドイツが準々決勝でアルゼンチンに勝った試合、及び準決勝でイタリアに負けた試合の日では、心臓病の発症が跳ね上がったといいます。英国のバーミンガム大学の研究者らは、一九九八年のワールドカップでイングランドがアルゼンチンにPK戦で敗れた当日、英国内で心臓発作の発生件数が二五パーセント上昇したと報告し、PK戦を廃止するよう大真面目に提案したそうです。

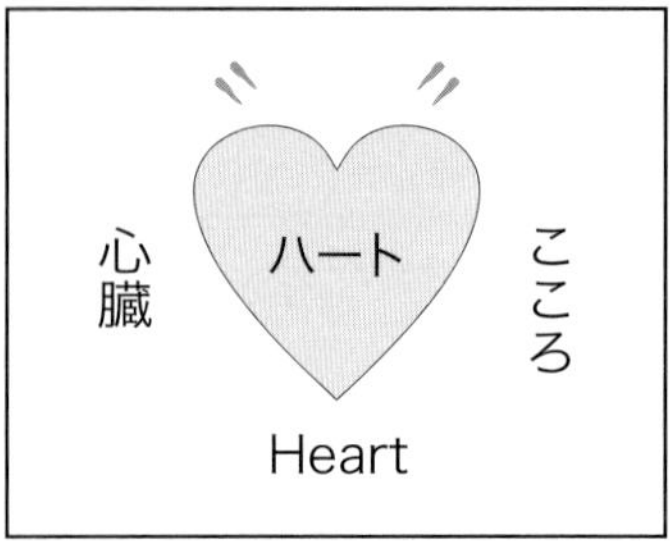

図 36　こころと心臓

このように、人の心、心理状態というのは、心臓病に直結しており、精神的ストレスが大きな影響を与えていると考えられます。Ｈｅａｒｔは、「心臓」とも訳しますし、「こころ」とも訳します。人の「こころ」に影響することは、心臓にも直接的な影響を及ぼします（図３６）。

六―四　白衣高血圧・仮面高血圧のこと

精神的ストレスが循環器系に及ぼす影響を日常の診療で実感するのは「白衣高血圧」です。白衣高血圧は、診療室高血圧ともいわれ、もともとは血圧が正常な人が、医療環境下つまり、診療所や病院においてのみ血圧が高くなることを指します。

血圧はいろいろな因子で変動します。少し緊張したり、イライラしたりするだけで、交感神経が高まり、血圧は上昇します。そのため、診察室で一回血圧を測っただけでは、その方の状態は把握できません。家庭や職場など、通常の日々の状態の血圧が、重要になってきます。

最近の研究では、診察室の血圧と家庭での血圧との間に、大きな差があることがわかってきており、家庭での血圧の測定が重要であることが指摘されています。白衣高血圧の臨床的意義に関しては一定の見解がないのが現状です。しかし、心肥大や蛋白尿などがある場合は、充分な管理が必要であり、白衣高血圧は、血圧が大きく変動することを反映していると考えられます。

一方、白衣高血圧とまったく逆の現象もあります。つまり診察室でお医者さんによって測定された血圧値が正常血圧であるのに、家庭や職場で測定した血圧が高血圧になる場合です。このような状況を、本当の高血圧がマスクされるという意味で、仮面高血圧と呼ばれます。診察室での血圧測定ではいつも高くはなく、「高血圧ではありませんね」といっていても、仕事場や家庭で血圧が高くなっているかもしれません。

Bさんの例を紹介します。

検診で、高血圧を指摘されたBさんの話

ストレスフルな生活を送るBさん（四十八歳　営業部課長）。会社の検診で、血圧が一五六／九〇と高血圧を指摘されました。これまで、しばしば高血圧を指摘されていた彼は、医者嫌いから受診を避け続けていましたが、遂に今回は意を決して、しぶしぶ病院を受診。受付を済ませ、問診票を書き、待合室に座った途端、後悔の強い念に襲われました。連休明けの月曜日、待合室は診察を待つ患者さんであふれかえり立錐の余地も無い。イライラする気持ちを抑え、二時間待ったあげく診察室に呼ばれました。問診、診察のあと血圧測定。一九四／一〇四！

彼自身この値には愕然としました。

高血圧は、心血管病の重要な危険因子で、放置すると、脳卒中、心筋梗塞などの心臓病の誘因になるだけではなく、腎臓にも大きな影響を与えます。

もともとヒトの血圧は、その場その場に適した値になるように巧妙に調節されています。少し難しい話になり恐縮ですが、血圧を調節する機構のなかで、重要なものの一つが、交感神経や副交感神経などの自律神経による調節です。自律神経という言葉はよく耳にする言葉ですが、筋肉を動かす運動神経、痛みなどを感じる感覚神経に対して、自律神経は大雑把にいうと心臓、胃腸などの内蔵を司る神経のことをいいます。自律神経は、心臓を強く打たせる交感神経と、心臓の動きを抑える副交感神経の二つからなっています。この自律神経の働きによって、血圧は体の必要性に応じてダイナミックに変動します。人前で発表する時緊張したり、怒りに震える時など交感神経が活性化され、脈が早くなり、血圧が上昇します。逆に心身ともリラックスした時は、副交感神経が働き、脈も遅くなり血圧も低下し安定します。これは、体に備わった恒常性、つまり体の中をいつも一定に保とうとする正常な反応です。あがり症の私は、学会とか研究会の発表の時は、今でもドキドキするのでプレゼン高血圧、また美しい方の前でも緊張するので美人高血圧かもしれません。

前述のBさんの場合でも、長い待ち時間にストレスが生じ、交感神経が活性化され血圧がいつも以上に上がったのでしょう。重要なのは普段の血圧です。そういう意味から、家庭での血圧をチェックしてもらい、その方の血圧のコントロールの目安にしています。

白衣高血圧と白衣現象。診察室での血圧が高い状況を作り出す、私どもの医療側にも問題があると思います。家庭のようにリラックスした環境とまではいわないまでも、よけいな緊張感無しに診療が受けられる環境づくりは私どもがしていかなければならない重要なポイントだと考えています。

私は、病院の診察室では白衣を脱いで、ワイシャツで診察することが多く、これは、なるべく患者さんに気楽に接したいと思っているからです。

私の患者さんでも、お会いした当初は家庭血圧と診察室の血圧にかなりの差があったのに、長年診察するにつれ、患者さんの抱える問題などを理解しあい、懇意になるに従って、診察室での血圧が、家庭での血圧に近づいてくることがよくあります。こうした時は、血圧だけではなく、人間関係も近づいてきたのだと感じます。

高血圧が長く持続すると、腎臓や心臓に大きな負担がかかってきます。高血圧の状態では、心臓は高い血圧に対抗して血液を押し出そうとするために、心臓の筋肉がぶ厚くなってくることがあります。筋骨隆々の胸板は健康的でもありますが、心臓が筋肉隆々となることは、高血圧に対して心臓が代償している反応です。好ましいことではありません。これを高血圧性心肥大といいます。この心肥大は、心電図をとることである程度判断できます。

前述のBさん。高血圧が全身に及ぼす影響がどのくらいあるのか、高血圧によってほかの臓器が傷んでいないかを調べるために、心電図と血液検査をしてもらいました。心電図には心肥大のパターンがはっきり現れていました。長年高血圧を放置していたため、心臓にかなりの負担がかかっていたことが推察されました。幸い血液検査や尿検査では、腎臓の働きには問題はなさそうです。ただ高血圧を放置すると、腎臓にも大きなダメージがかかってくることが予想されました。現在は、血圧を下げる薬で、家庭血圧も充分にコントロールできています。ただ、もともと病院嫌いの性格のためか、診察室で測定する血圧は、家庭での血圧に比べて少し高めの時もありますが。

白衣高血圧、つまり診察室だけの高血圧は、持続性高血圧に比べて、心臓や腎臓を障害する程度が軽度であるとする研究報告も多いです。しかし先に述べた通り、心肥大や

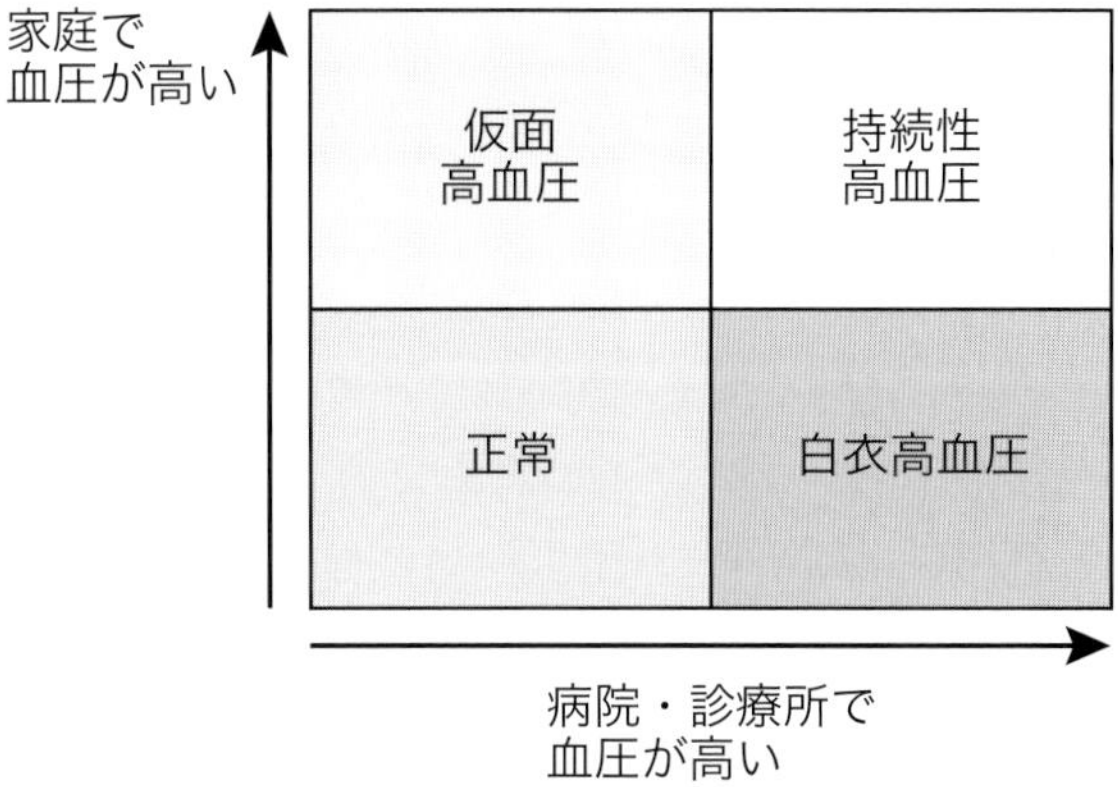

図 37　高血圧の分類

蛋白尿などがある場合は、充分な管理が必要です。白衣高血圧が、血圧を大きく変動させることを反映しているものとも考えられます。

図37は、診察室での血圧と、それ以外の血圧とを基準にした高血圧の分類です。家庭でも診察室でも血圧が高い場合を、持続性高血圧。診察室だけ高くなる場合を白衣高血圧。診察室では正常で、他の環境では高い場合を仮面高血圧として、四つに分類します。

仮面高血圧の病態は多様ですが、血圧が上昇する時間帯により、早朝高血圧、夜間高血圧、昼間高血圧と様々な病型を示します。その中で、昼間高血圧は、ストレス下高血圧としても認識され、仕事場や家庭でのストレスが、血圧上昇の要因であると考えられます。たかが血圧、されど血圧です。高脂血症、糖尿病と同じように、これら生活習慣病は、痛くも痒くもありません。ただ、長年持続すると、動脈硬化が進み、心臓病、脳卒中、腎臓病と恐ろしい病気に繋がるサイレントキラー(物をいわぬ殺し屋)です。家庭用の血圧計が普及し、高血圧は、これら生活習慣病のなかで家庭での管理がし易くなりました。経済苦境の中ではありますが、家庭用血圧計を是非持たれてみてはいかがでしょうか。(神戸労災病院広報誌からの引用)

六―五　ストレスと過労死　―KAROSHI・・・―

最近、過重労働により自死された大手広告会社の社員の方が大きく報道されました。日本の働き方に対して、真剣に見直すべきであると思います。過労死は、社会的な大問題です。過労死とは、過重労働、過労が原因となって、心筋梗塞、脳出血、くも膜下出血、急性心不全、虚血性心疾患などの脳や心臓の疾患を引き起こし死に至る場合や、過労による抑うつでの自死を指します。過労死の英語訳は、Death due to Overwork ですが、ＫＡＲＯＳＨＩという英単語自体、英語圏で十分通用する言葉で、過労死が、日本で生まれた言葉であることがわかります。

世界的にみて平均寿命が長い日本ですが、その反面、日夜働き続ける企業戦士達が過度なストレスで若くして倒れたりしています。私の勤務する病院でも、高齢者の脳心血管病の方が数多く運び込まれる一方で、若い方も心臓病で入院されています。折角、長生きの国に生まれたのですから、若くして病に倒れるのは非常に残念です。

私が今勤めている、神戸労災病院の本部である労働者健康安全機構では、産業活動に伴い発生する疾病や、産業構造・職場環境等の変化に伴い社会問題化している健康問題に関して臨床研究を行っています。私も二〇一五年より厚生労働省から科学研究費を頂いて、微力ながら過労死撲滅を目指して臨床研究を行っているところです。

過労死は、一九八〇年頃から社会問題化されていますが、それ以前から、日本の職場環境の問題点は指摘されています。「勤勉さ」は、日本人の誇るべき特性だと思います。この日本人ならではの特性と、戦後からの国の復興と経済発展に邁進する時代背景があいまって、勤労・仕事至上主義の社会が構築されてきました。エコノミックーアニマルは、昭和四十年にパキスタンのブット外相が、経済的利潤の追求を第一として活動する人を批判し、日本の経済進出のあり方について述べた古い言葉です。しかしながら、現在でも国際的には、日本の経済優勢の労働環境に対して批判があるのは確かです。実際、平成二十五年に国連の社会権規約委員会が、日本政府に対して長時間労働や過労死の実態に懸念を示したうえで、防止対策の強化を求める勧告をしています。

こうした流れを受けて、平成二十六年十一月に過労死等防止対策推進法が施行されました。過労死等防止対策推進法の中で、過労死は、「業務における過重な負荷による脳血管疾患若しくは心臓疾患を原因とする死亡、若しくは業務における強い心理的負荷による精神障害を原因とする自殺による死亡、又はこれらの脳血管疾患若しくは心臓疾患若しくは精神障害」として法的に定義されました。

六―六　新たに始まったストレスチェックに対する期待

二〇一四年六月十九日、メンタルヘルス対策の充実・強化等を目的として、従業員数五十人以上のすべての事業場にストレスチェックの実施を義務付ける「労働安全衛生法の一部を改正する法案（通称、ストレスチェック義務化法案）」が国会で可決・成立しました。二〇一六年度から本格的に導入されています。企業に勤務されている方はストレスチェックを受けられたかもしれません。

今回新たに導入される「ストレスチェック制度」は、定期的に労働者のストレスの状況について検査を行い、本人にその結果を通知して自らのストレスの状況について気づきを促すものです。そして個人のメンタルヘルス不調のリスクを低減させることを目的としています。さらに、検査結果を集団的に分析し、職場におけるストレス要因を評価し、職場環境を改善させることで、リスクの要因そのものも低減させることを目指しています。

このストレスチェックの取り組みは、職場環境での精神的ストレスが健康に対して悪影響をきたしている事実に基づいているといえるでしょう。また、長期間にわたる疲労の蓄積は、脳・心臓疾患の発症の要因となります。今回のストレスチェック実施の義務化に伴い、こうした労災補償請求件数が実際減少していくか、過労死が撲滅されていくか、今後を期待し注目していきたいと思います。

六―七　蛸壺のような心臓になってしまうタコツボ心筋症と精神的ストレス

精神的ストレスが、いかに心臓に対して大きな影響を与えるかの一例として、「タコツボ心筋症」があげられます。

タコツボ心筋症は、急激な感情の変化によるストレスや肉体的ストレスが引き金となって、心臓の動きに異常が起こる病気です。心臓の左心室は、楕円形を半分にした形（ラグビーボールを真ん中で縦に切った形）をしています。正常なら全体が一様に収縮して小さくなり、体に血液を送り込みます。タコツボ心筋症の場合は、その心臓の先端だけ動かなくなります。この心臓の形が蛸壺のようなので、タコツボ心筋症というわけです。今回の熊本・大分の大震災の時もタコツボ心筋症に対しての注意喚起が行われました。

以前、タコツボ心筋症で我々の病院に入院されたCさんを紹介します。

Cさんは、入院の前日に、重要な書類を失くされ、パニック状態になった時に、胸部に締め付けられるような急激な痛みを自覚し、救急車で搬送されてきました。**図38**は、心臓の動きを調べる左室造影検査ですが、心臓の根元の部分だけが収縮して、先端がまったく動いていないのがわかります。精神的ストレスが、直接心臓に作用したと考えられます。心臓の先端が動かないので、その部分の血流がよどんでしまい、血が固まり、それが脳へ流れて、脳梗塞を起こす危険性もあります。

このタコツボ心筋症は、広島市民病院の佐藤光先生が発見した病気です。日本人が明

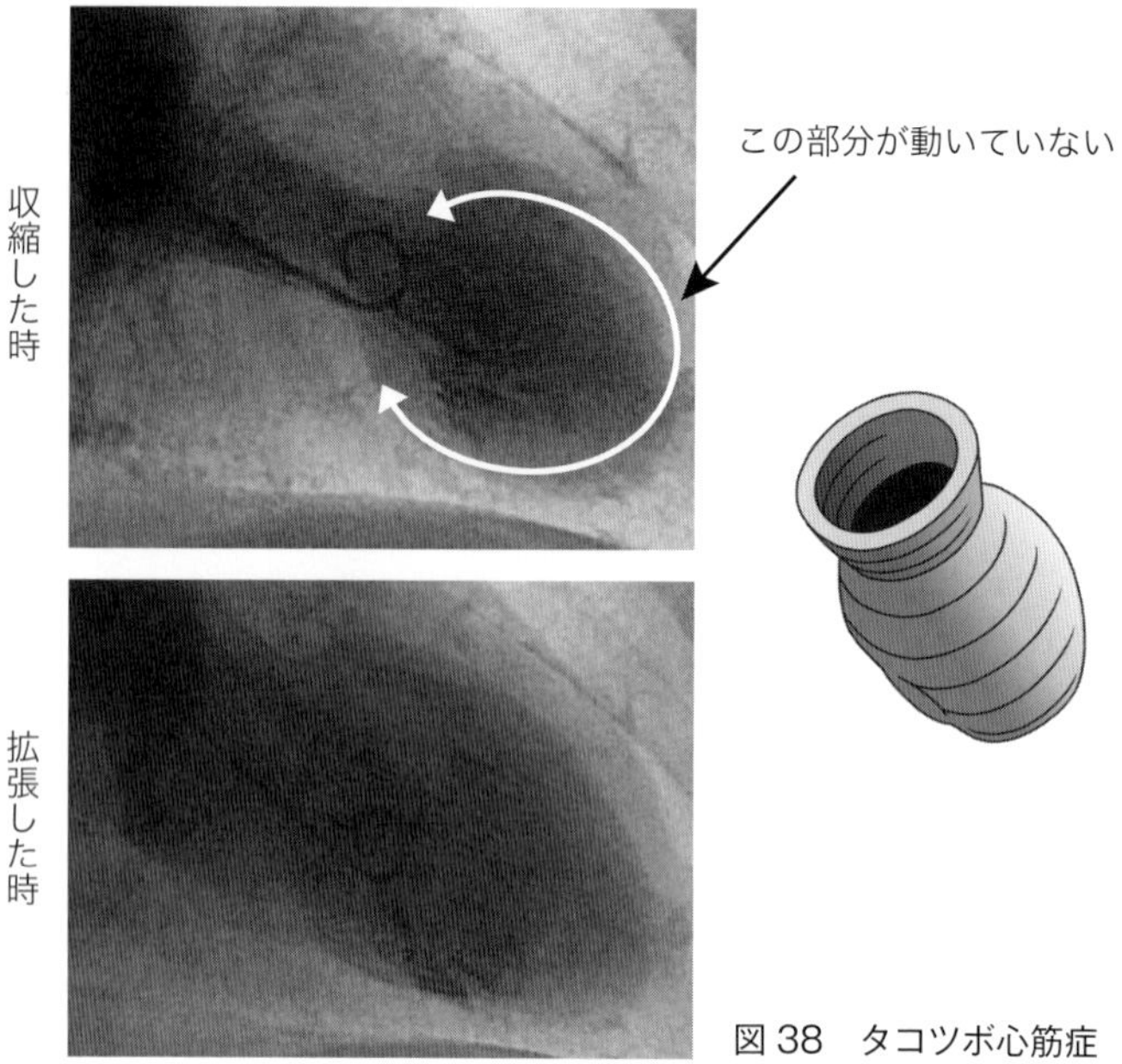

図38　タコツボ心筋症

らかにした疾患なので、海外でも〝takotsubo〟と呼ばれています。この心筋症患者さんの多くは高齢の女性で、女性の発症率は男性の六・三倍といわれています。症状は、急性心筋梗塞によく似ていて、胸がぐーっと痛くなって呼吸困難になります。心電図をとるとかなり強い変化が見られますが、カテーテル検査をすると冠動脈は詰まっておらず正常です。にもかかわらず心臓の収縮に障害が起き、蛸壺のような形になる病気です。原因は、未だに完全に解明されているわけではありませんが、ストレスが引き金になること、交感神経が高ぶっていることが挙げられています。タコツボ心筋症は、安静にしていれば二～三週間で回復することが多く、入院してもらい経過を観察します。ただ、まれですが、重篤な状態になる患者さんがいますので侮れません。

このように、こころの負担、精神的ストレスは、心臓病に深く関与しているのです。

第七章　血管の老いを防ぐには

七—一　百二十歳まで、しなやかに生きるには？

タコツボ心筋症は血管の病気ではなく、心臓の筋肉自体が悪くなる疾患ですが、脳卒中、心筋梗塞の病気の本態は、「血管」にあります。心筋梗塞は心臓の筋肉を栄養する冠動脈が詰まることによって起こりますし、脳梗塞は、脳の血管が詰まることによって発症します。まさに、人は、血管とともに老いるのです。

それでは、血管をしなやかにするにはどのようにすればいいのでしょうか？　我々ができる最善のことは何でしょうか？　血管はマッサージすることもできません。

私たちのできることは、一つだけです。それは、血管を傷める因子を除去することです。

そうしたことを踏まえ、百二十歳まで元気に、健やかに大還暦を迎えるには、どうのようにしたらいいのか、考えてみましょう。

↓ 日本人の死因や寝たきりになる原因の多くは、心臓病と脳卒中です。

↓ 心臓病・脳卒中は血管の病気です。「人は、血管とともに老いる」のです。

↓ 血管をしなやかにしましょう。

では、血管をしなやかにするには、どのようにしたらいいのでしょうか？

↓ 血管をしなやかにするために、我々のできることはただ一つ。血管を傷める因子、動脈硬化危険因子、つまり、高血圧、糖尿病、脂質異常症、喫煙、肥満を取り除く。それしかありません（**図39**）。

血管を傷める因子、糖尿病、高血圧、脂質異常症、喫煙、肥満は、動脈硬化危険因子としてまとめられています（図４０）。

私たち医師は、こうした動脈硬化危険因子をもっている方に対して、それを改善する

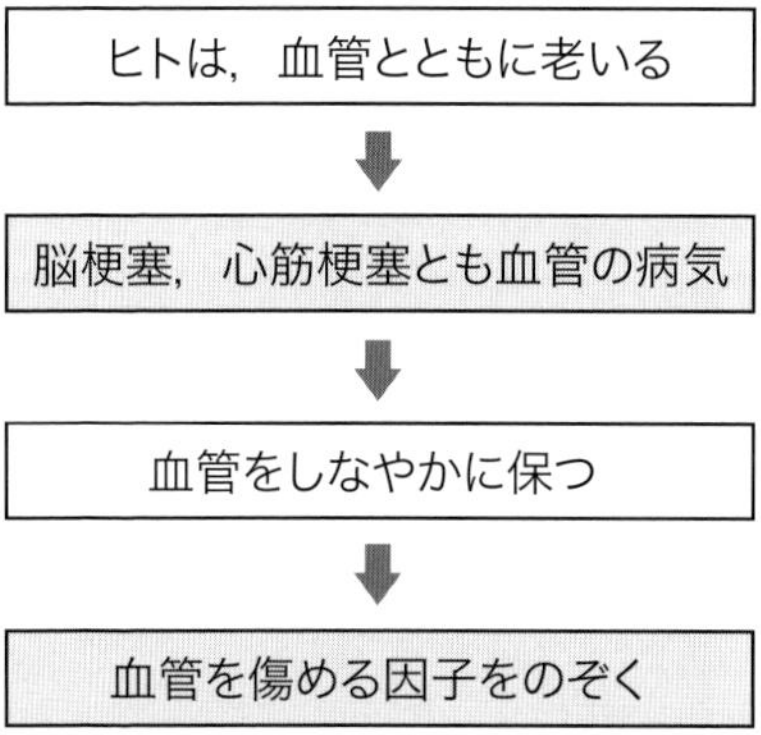

図 39　血管をしなやかにするには

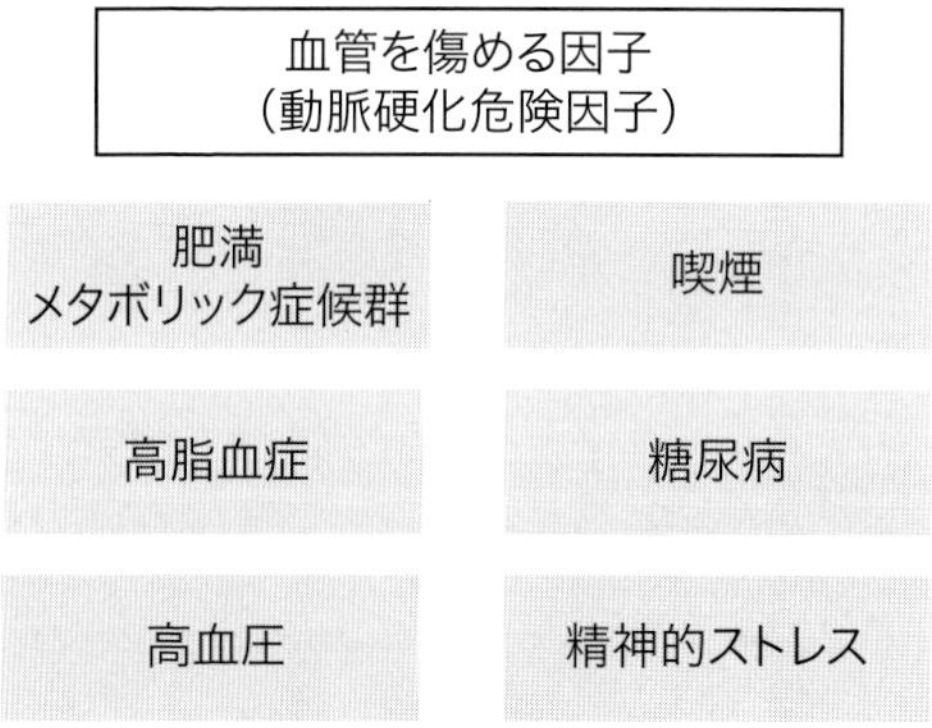

図 40　血管を傷める因子

ように指導・治療をしていきます。動脈硬化危険因子を除去して、血管をしなやかにし、心筋梗塞や脳血管障害を予防し、そして最終的には、健やかに長生きをすることを目指しています。

最近、医療そのものに対して一方的で批判的な報道をよく見ます。いわば「アンチ医療」の報道が、巷に反乱しています。確かに、すべての薬になんらかの副作用があるのは事実ですし、すべての医療行為にはなんらかの危険性を有するのも事実です。しかし、ある側面だけが誇張的に報道され、医療によって本当に恩恵を受けることができる患者さんがその機会を逸するのは、大問題だと思っています。

最近明らかになった、製薬会社が絡んだ臨床研究の不正などから、医療に対する不信感が増大しています。確かに臨床研究の不正はあってはならないことで、言語道断です。しかしこうした医療に対する負の側面が極めて強調、報道されることによって、本当に医療を必要とされる方に、適切な医療が施されないことは大きな問題だと思います。

先日、日本医師会の道永麻里常任理事がこうした週刊誌の特集記事で、特定の医薬品や手術について否定する内容を掲載していることについて、「医薬品や手術を一部の限られた側面からのみ論じることはかえって国民の不安を煽ることになり、適切なアクセスを阻害することになる」と懸念を示しています。私もこの意見には同感です。現在の情報化社会は、報道の自由という旗のもとに、玉石混交の情報が氾濫しています。ネットでの医療に関する情報をみると、論外であるような話が堂々とされています。情報化社会の大きな弊害であると思います。

本書に関しては、一人の医師として良心に基づき、誠実に述べているつもりです。以下に血管を傷める因子に関する最近の話題を紹介していきます。

七―二　煙草は血管を傷める危険な因子
―高騰する医療費削減の秘策　煙草の値上げ―

私は、四十代初めまで、かなりのヘビースモーカーでした。ですので、禁煙の難しさ

も知っていますし、酒の席での煙草の旨さや、仕事の後の一服の美味しさも知っていま
す。でもやはり、煙草は、確実にいろいろな面で健康を損ないます。煙草は、健康長寿
には大敵だと思います。煙草は様々な病気の原因になりますし、増悪因子になります。
私が煙草をやめたのは、四十代前半でした。

「よく、煙草やめれましたね」とか「煙草をやめる秘訣を教えて下さい」とか聞かれる
のですが、実は、その時のことをよく覚えていません。なぜか、すっと、いつのまにか
やめていました。ですので、禁煙のための適切なアドバイスができません。禁煙の一番
の障害はニコチン中毒です。煙草から時間があくと、イライラしたり、吸いたい気持ち
が高ぶってきます。朝一番の煙草がうまいのも、寝ている間のニコチンが切れている状
態から解放されるからです。最近は、非常に優秀な禁煙補助薬も出てきています。一度
かかりつけの先生に相談してみてください。

煙草は、あらゆる種類の癌のリスクを高めることが証明されています。また、「肺の
生活習慣病」といわれる慢性閉塞性肺疾患（ＣＯＰＤ）の最大の原因も煙草です。現在、
日本の医療費はとんでもないような高額で、現在も右肩上がりで上昇しています。これ

を抑制するのは、喫煙率を減らすことが一番有効に思えます。日本の政治家は、タバコ産業に関わる方のことを考えて煙草税の値上げには消極的ですが、本当に国民の健康を考えるならば、もっと禁煙を推し進めるべきであると思っています。煙草税を高額にすることには個人的には大賛成で、日本タバコ産業がクリーンなコマーシャルを流すのには大反対です。

私が過去に煙草を吸っていた時は、マイルドセブンは二百二十円でした。日本では、消費税引き上げに伴い煙草の値段も引き上げられました。代表的な銘柄は一箱（二十本）が四百十円～四百四十円で、四百四十円のうち六四パーセントが税金です。他の先進国では税金が七〇～八〇パーセント以上の国も珍しくありません。煙草の値段も国によっては千円以上するところもあります。愛煙家には大ブーイングかと思いますが、日本の煙草の値段は決して高いとはいえません。

この本を書いている時に、オーストラリアからニュースが届いてきました。オーストラリア政府は二〇一七年から四年間、毎年一二・五パーセントずつ税率を上げる大幅な煙草増税を行うとのことです。二十五本入りの一箱が二五豪ドル（約二千円）と、現在でも世界屈指の値段の高さですが、二〇二〇年には四〇豪ドル（約三千二百円）になる予定です。オーストリアのターンブル首相は「税収増だけでなく、国民を喫煙から遠ざけるのも狙いだ」と説明しています。

近年、煙草一本で寿命は十四分短くなることが報告されました。[30] これは、放射線影響研究所の坂田律先生達の研究に基づいています。二十歳までに喫煙を開始した人の余命は、喫煙しない人に比べ、男性で八年、女性で十年寿命が短縮することがわかりました。これを煙草一本当たりに換算してみると、一日に二十本、五十年間煙草を吸っていた人が、一生の間に吸う煙草の数は合計三十六万五千本。十年寿命が縮まるとして、煙草一本では一四・四分寿命が縮まる計算です。二十本入りの煙草一箱では四・八時間の命を削っていることになります。

健康寿命を延ばすには禁煙が一番だと思います。また、高騰する医療を根本的に抑制する秘策は、煙草の値上げではないかと考えています。

七―三　胎児環境が大切！お母さんのお腹のなかで既に肥満になるか運命づけられる

肥満は、心臓病や脳卒中のリスクを高めるだけではなく、多くの病気を伴います。図41に肥満に伴う病気を示しています。図でわかりますように、肥満に伴う病気は、全身に及びます。肥満はいろいろな病気になるリスクが高まります。また肥満は、大腸癌のリスクでもあることが多くの研究で示されています。

人は、なぜ太るのでしょうか。食べる量・摂取する量が、消費する量を上回ると体重が増加していきます。単純なことではありますが、太りやすい体質、太らない体質はやはり存在します。体質が遺伝することは、よく知られています。また、糖尿病、肥満、高血圧は生活習慣が大きく関与しますが、遺伝的な要因も働きます。確かに、糖尿病や高血圧の家系というのもよくあることです。私の親父も、糖尿病・高血圧で、最後は腎機能障害から不整脈で亡くなりました。私も親父の血を引いているので、糖尿病や高血圧には、いつも気にかけています。

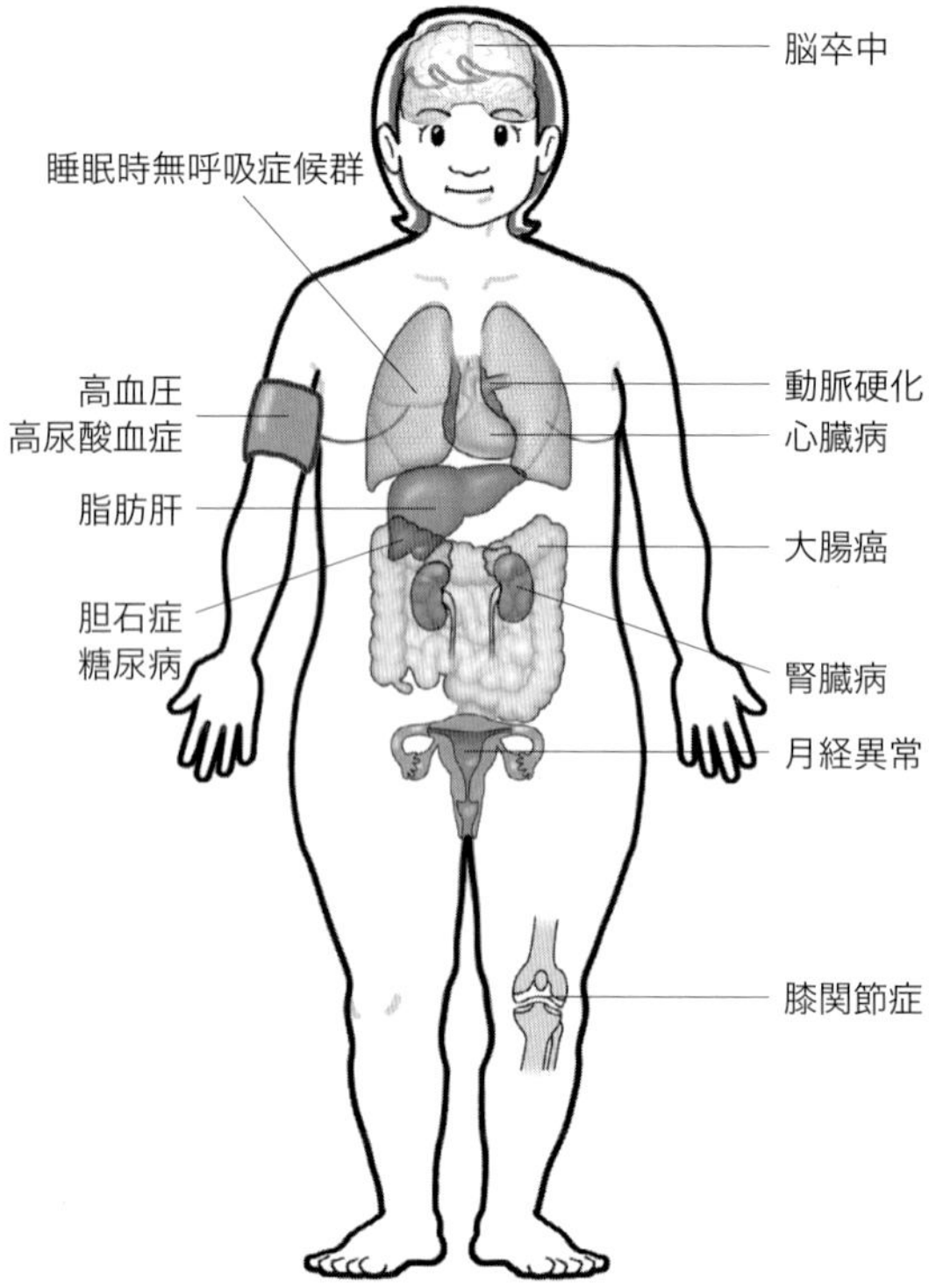

図 41　肥満に伴う病気

最近、「メタボ体質の決定には、胎児環境が大きく影響する」という新しい考え方が、第二次世界大戦前後にオランダで生まれた人々の観察研究から誕生しました。第二次世界大戦末期一九四四年秋から約半年間、ナチスドイツによる出入港禁止措置のため、オランダの一部の地域は、極度な食料難に陥りました。一人当たりの食事摂取量は、七〇〇キロカロリーまで落ち込んだとされています。この悲劇的な飢饉は、〝オランダ飢餓　Dutch famine〟と呼ばれています（図４２）。

この危機的なオランダ飢饉時の妊婦さんから生まれた子供は、成人後に肥満になり糖尿病や心臓病に罹患しやすいと報告されました。(31) また、その後の研究でも、出生時の体重が小さければ小さいほど、肥満になりやすく、心臓病の発症も多いことが報告されています。オランダ飢餓の時に生まれた子供が、糖尿病、肥満、心臓病が多いという知見は、胎児期のお母さんの環境・生活習慣が、成人になってからの病気の成り立ちを決定することを示しています。つまり、胎児環境が疾患の成立に重要であることがわかってきたのです。

その考えた方を**図４３**で示します。図の右側で示すように、妊婦が貧困な状態時、お腹の中の胎児は、エネルギーを節約し蓄える方向に適応されていきます。つまり、胎盤

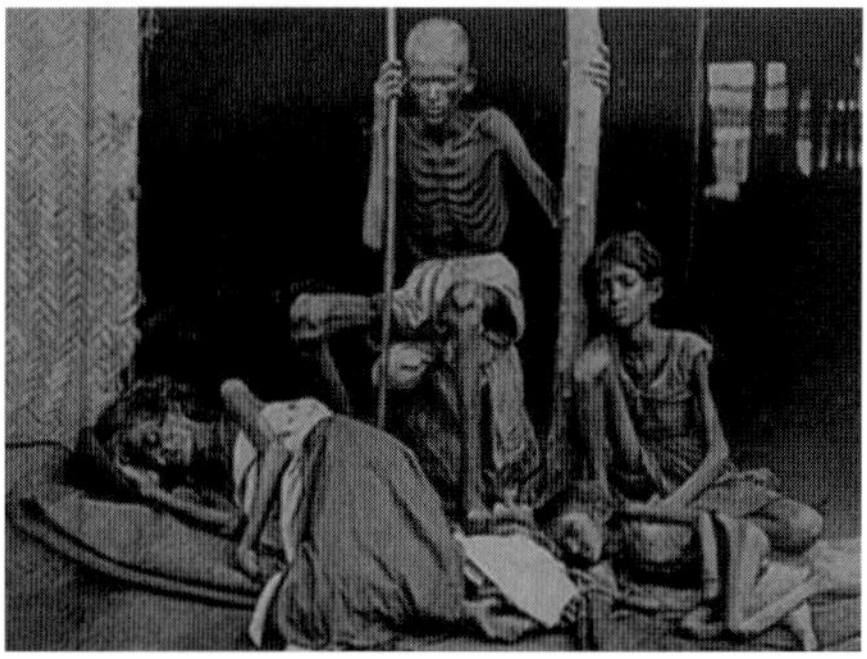

図 42　オランダ飢餓

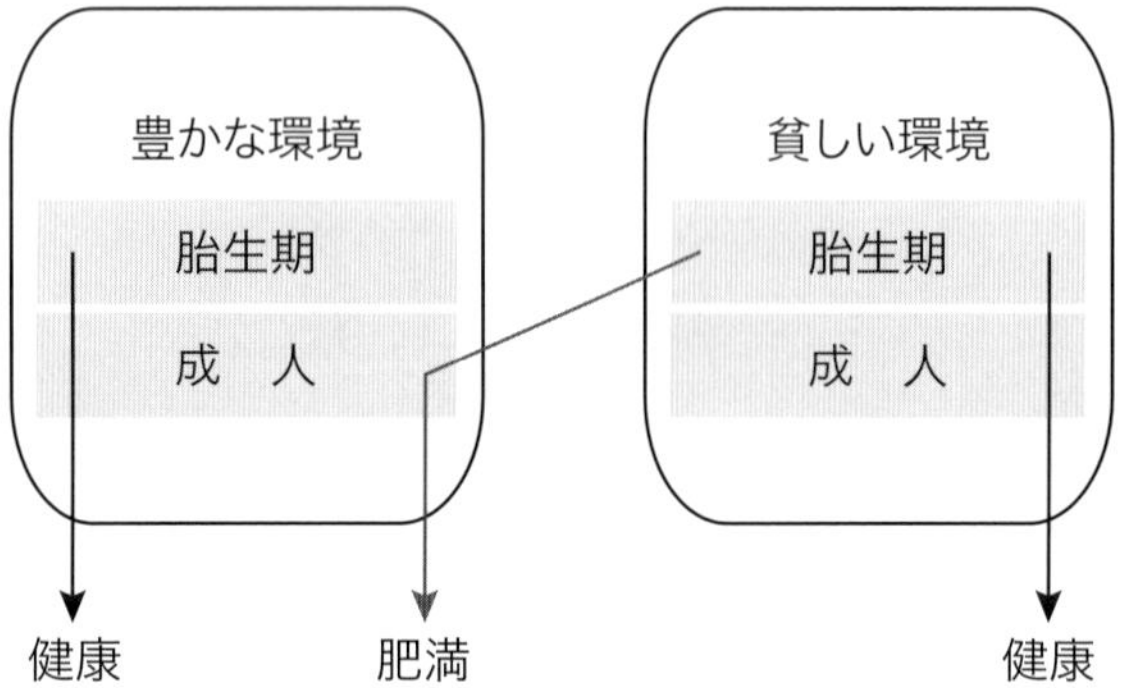

図 43　発達プログラミング
胎児での環境が生まれたあとの体質を決める．胎児期に貧しい環境であった後，生後豊かな環境であれば肥満，糖尿病に．

の栄養供給量が少ない状況であれば、胎児はそれに適応して低栄養でも生き延びられるよう〝倹約型〟の体質になると考えられています。それが出産後、逆に豊かな環境であれば、エネルギーを蓄える方向で適応されているがために、肥満や糖尿病になるというわけです。その分子的なメカニズムもかなりわかってきており、遺伝子のＤＮＡメチル化という変化によるものであることが明らかになりました。こうした変化をエピジェネティクスといいます。

昨今、「受精時や胎生期の子宮内及び乳幼児期の望ましくない環境が、疾病素因となり、出生後のマイナス環境要因との相互作用によって成人病が発症する」という「成人病胎児期発症起源説」が注目されています。この学説はＤＯＨａＤ（Developmental Origins of Health and Disease）説と呼ばれています。

日本には「小さく生んで大きく育てる」ことが良いとする考え方があります。実際、低出生体重児頻度は増加傾向にあります。ＤＯＨａＤ説によると、今後の我が国において、肥満や糖尿病が増加していく可能性もあり、少し心配しています。

七―四　「うんこ」と「肥満」の密接な関係
―デブ菌・痩せ菌の存在の可能性―

この数年、腸内細菌に関する研究が急速に発展し、腸のなかに住む細菌たちが、いろいろな病気と関係していることが明らかになってきました。もともとヒトは、母親の胎内にいる間は、基本的に他の微生物が存在しない無菌の状態にあります。しかし、生まれた時に外の環境と接触することによって、様々な経路で微生物・細菌に感染します。その細菌の一部は体表面、口腔内、消化管内、鼻腔内、泌尿生殖器などに定着して、そこを棲家として、常在性の細菌になります。このうち腸管内の常在細菌が腸内細菌です。

腸内細菌は、腸管を棲家として、食物の消化を助けたり、様々な代謝産物を産生し、その人に対して影響を与えていることがわかってきました。現在では、腸内細菌は一つの臓器のように働くと捉えられています。腸内細菌は、肥満や糖尿病、脂肪肝といった生活習慣病との深い関連があることも最近明らかになってきました。その発端は、偽膜性腸炎に対する「便移植」うんこ移植治療です。

「便移植」は、健康な人の便を、ある疾患の人に直接投与するという治療です。うんこを投与するって想像しにくい治療ですが、現在、実際の臨床の現場で行われています。便移植が注目されたのは、オランダの研究チームが院内感染の下痢の患者に対して、劇的な効果を発表してからです。(32)

クロストリジウム・ディフィシル感染症という疾患があります。抗生物質を使うことによって逆に誘発され、病院や老人施設等において集団発生することもあります。治療に難渋する病気です。この難治性感染症の再発患者を治験対象として、これまでの通常通りの抗生物質の治療と便移植との比較治験を行いました。結果は驚くべきものでした。健常人のうんこを投与された患者さんは劇的に難治性の感染症が改善し、便移植は八〇〜九〇パーセントと圧倒的な効果を示すことが明らかになったのです。健康な人のうんこを投与するだけで、これまで治療に難渋していた感染症が治ったわけです。**図44**にその概要を表しています。

この治療は、健常人のうんこを病気の人に投与するだけなので、ほとんど副作用はないのですが、予想外の問題が起こりました。それは、肥満の人のうんこを投与すると、

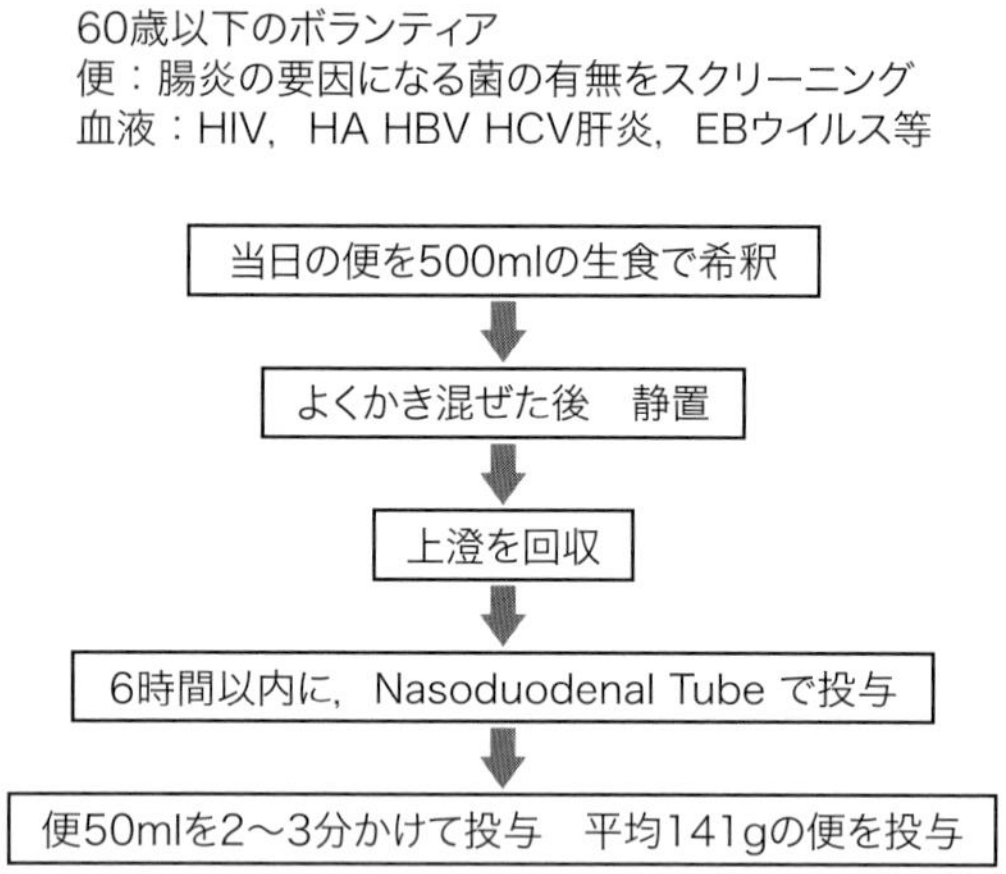

図 44　便移植の方法

投与された人が肥満になるということでした。

マサチューセッツ州の研究グループが報告した女性は、糞便の腸内への注入を受けてクロストリジウム・ディフィシル感染症の治療に無事に成功しました。治療のための糞便を提供したのは、肥満である以外は健康状態が良好な十代の娘でした。この便を移植された女性は十六カ月後、体重が一挙に約七七キログラムまで増えて肥満になってしまいました[33]（**図45**）。つまり、うんこを介して、肥満という体質がその人に移ったことになります。同じようなことは、動物実験でも

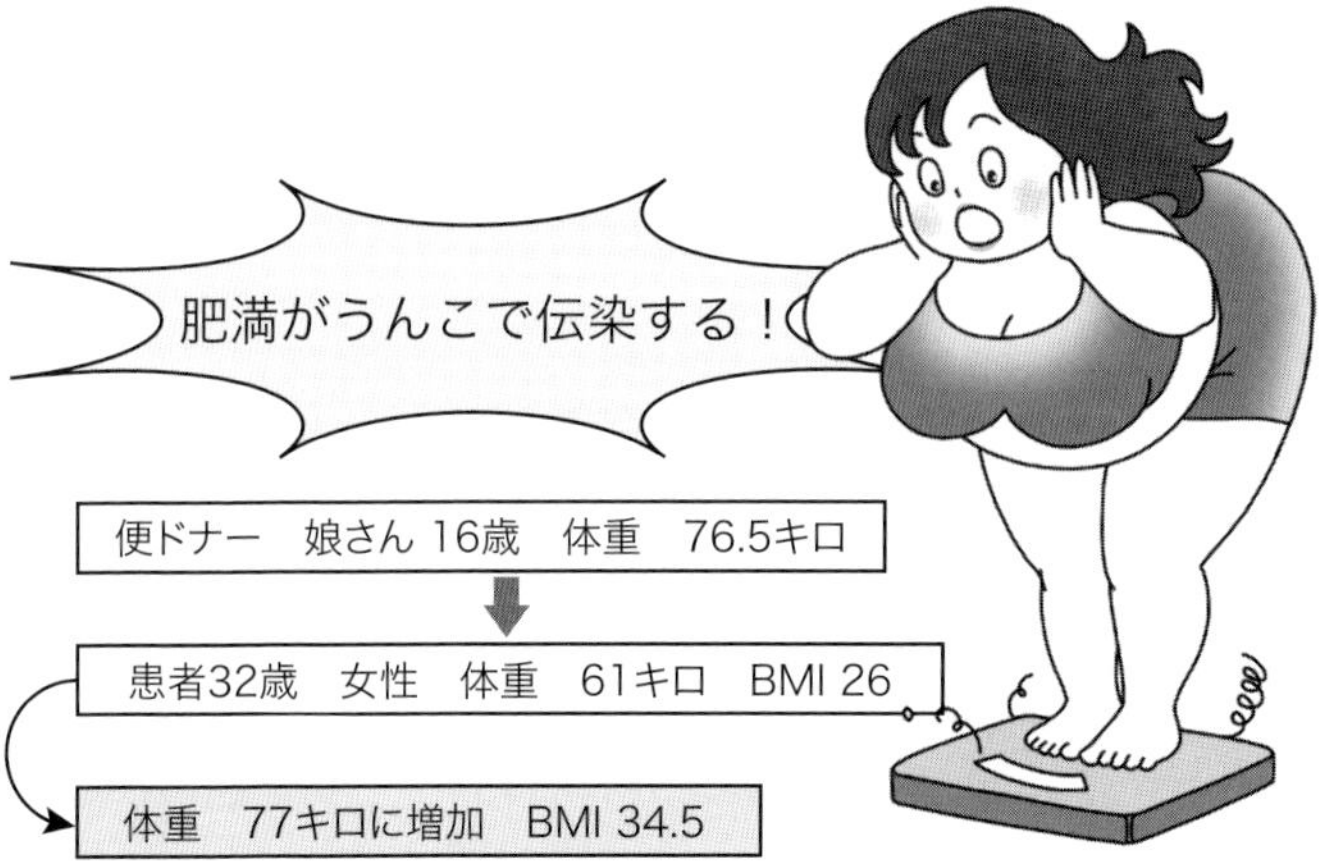

図 45　太ったヒトの便を移植すると，移植された方が肥満に！

確かめられており、肥満マウスから便移植を受けた正常体重マウスの脂肪量が著しく増えたことが報告されました。

いったいこれは、何を意味するのでしょうか？

現在、痩せた人、太った人では、腸内細菌の様子がかなり異なっており、腸内細菌には、痩せ菌、デブ菌があるのではないかと考えられています。つまり、太った人の腸内細菌は肥満を誘発する性質があって、逆に痩せた人の腸内細菌は痩せをきたすという考え方です。その考え方では、腸内細菌の性質で、その人の痩せと肥満が決まることになります。

無理なダイエットをしなくても、痩せた人のうんこを投与するだけで、ダイエットになるかもしれません。実際、こうした臨床研究がすでにはじまっています。

七―五　メタボリック症候群　メタボ検診の問題点

高血糖、高血圧、脂質異常症はそれぞれ単独でも脳心血管病のリスクを高める要因です。さらに、これらが多数重積すると相乗的に動脈硬化性疾患の発生頻度が増加します。このような動脈硬化のリスクの集積は、内臓における脂肪蓄積による「肥満」が共通の基盤と考えられています。慶応義塾大学の伊藤裕先生の説に「メタボリックドミノ説」という考え方があります。心臓病や脳血管障害などの血管を傷める病気のそもそもの大元は「肥満」であるというものです。これは、肥満になると、それを契機にいろいろなことが、次々にドミノ倒しのように起こっていくということを意味しています（図

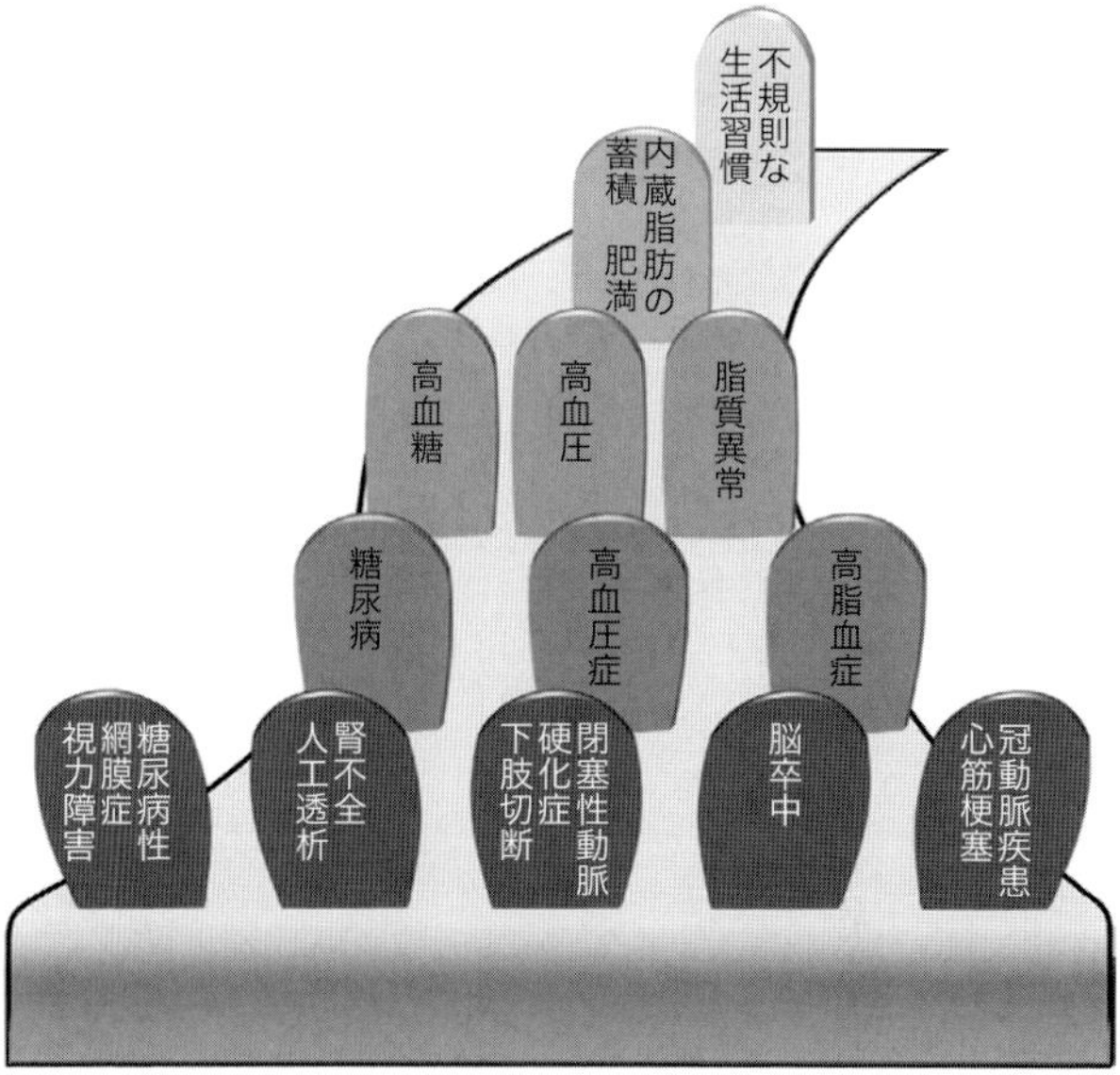

図46　メタボリックドミノ
全てのはじまりは「肥満」.
「Metabolic domino: new concept in lifestyle medicine. Itoh H. Drugs Today (Barc). 2006 Dec; 42 Suppl C: 9-16. Review」より改変引用.

46）。

　また、同じ肥満でも皮下に脂肪がたまる皮下脂肪型の肥満と、内臓に脂肪がたまる内臓脂肪型の肥満とがあります。この内臓脂肪型の肥満は心血管病のリスクが高いことがわかってきました。**図47**は、内臓脂肪型の肥満の方と、皮下脂肪型の肥満の方のCTを比べたものです。内臓

皮下脂肪型肥満　　内蔵脂肪型肥満

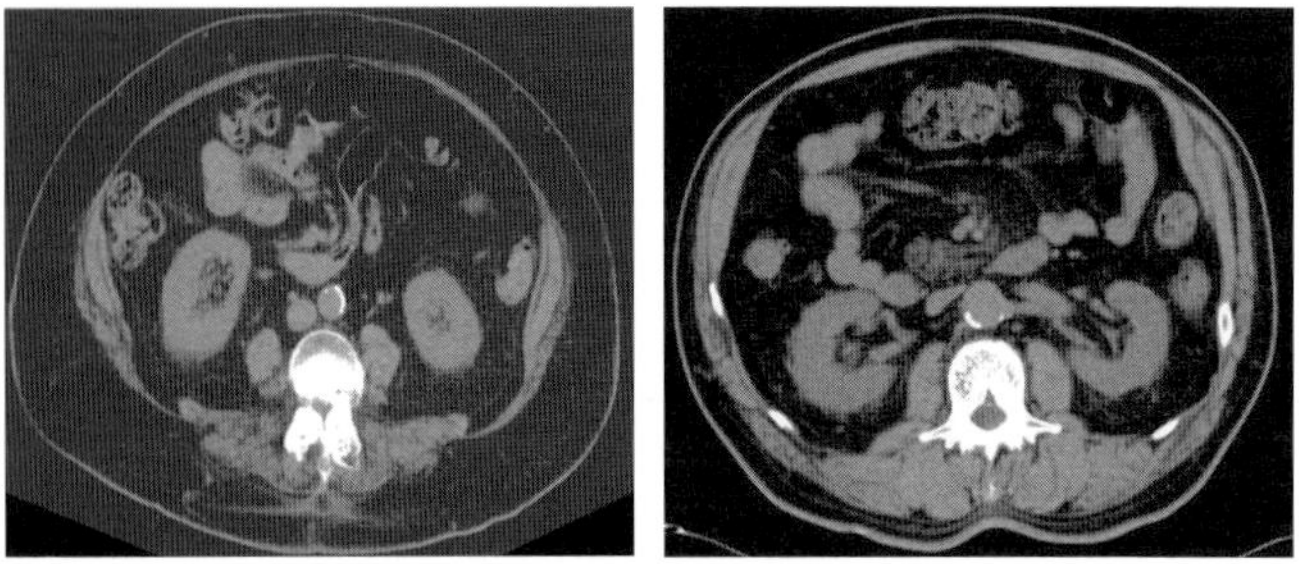

皮下にでっぷりと脂肪が蓄積　　内蔵にでっぷりと脂肪が蓄積

図 47　皮下・内蔵脂肪型肥満 CT

にどっぷりと脂肪が沈着しているのがわかるかと思います。

日常の診療の場では、へその高さで腹囲（ウエスト周囲径）を測定し、男性では八五センチメートル以上、女性では九〇センチメートル以上を内臓肥満ありと判定します。そのうえで、脂質異常症・血圧高値・空腹時高血糖の三つのうち二つ以上を合併するとメタボリックシンドロームと診断します。

日本においては、メタボリックシンドロームの該当者数は約九六〇万人、予備群者数は約九八〇万人、併せて約一、九四〇万人と推定されています（二〇〇六年国民健康・栄養調査）。厚生労働省はこのような状況から、平成二十年度からメタボリックシンドロームに対して「特定健診・特定保健事業」を開始しました。メタボリックシンドロームを診断・治療し、将来的に心血管系疾患を減らそうとする国家的な試みです。メタボ検診がはじまって約八年経ち、その意義について、つまり本当に効果があったのか、検証がなされている最中です。その中でいくつかの問題点が指摘されています。

痩せていれば、それで大丈夫か？　というと、そうではありません。**図48**は、我々の病院で、急性心筋梗塞にて入院された方の体重の分布を示したものです。これをみると、急性心筋梗塞の方の多くは、実は標準体重であることがわかります。大阪大学公衆衛生学の磯教授は、「動脈硬化にはメタボリックシンドロームが主因の欧米型の粥状硬化と、高血圧が主因の日本在来型の細動脈硬化の二タイプがある」として、非肥満のリスク因子保有者へのアプローチの重要性を指摘しています[34]。また肥満ではない冠動脈疾患の方の多くに、内臓脂肪の蓄積が認められたという報告があります。つまり、現在の腹囲の計測だけでは、内臓脂肪がたまっているかどうかに関しては、判定が難しいこともメタボ健診の問題点だと思います。

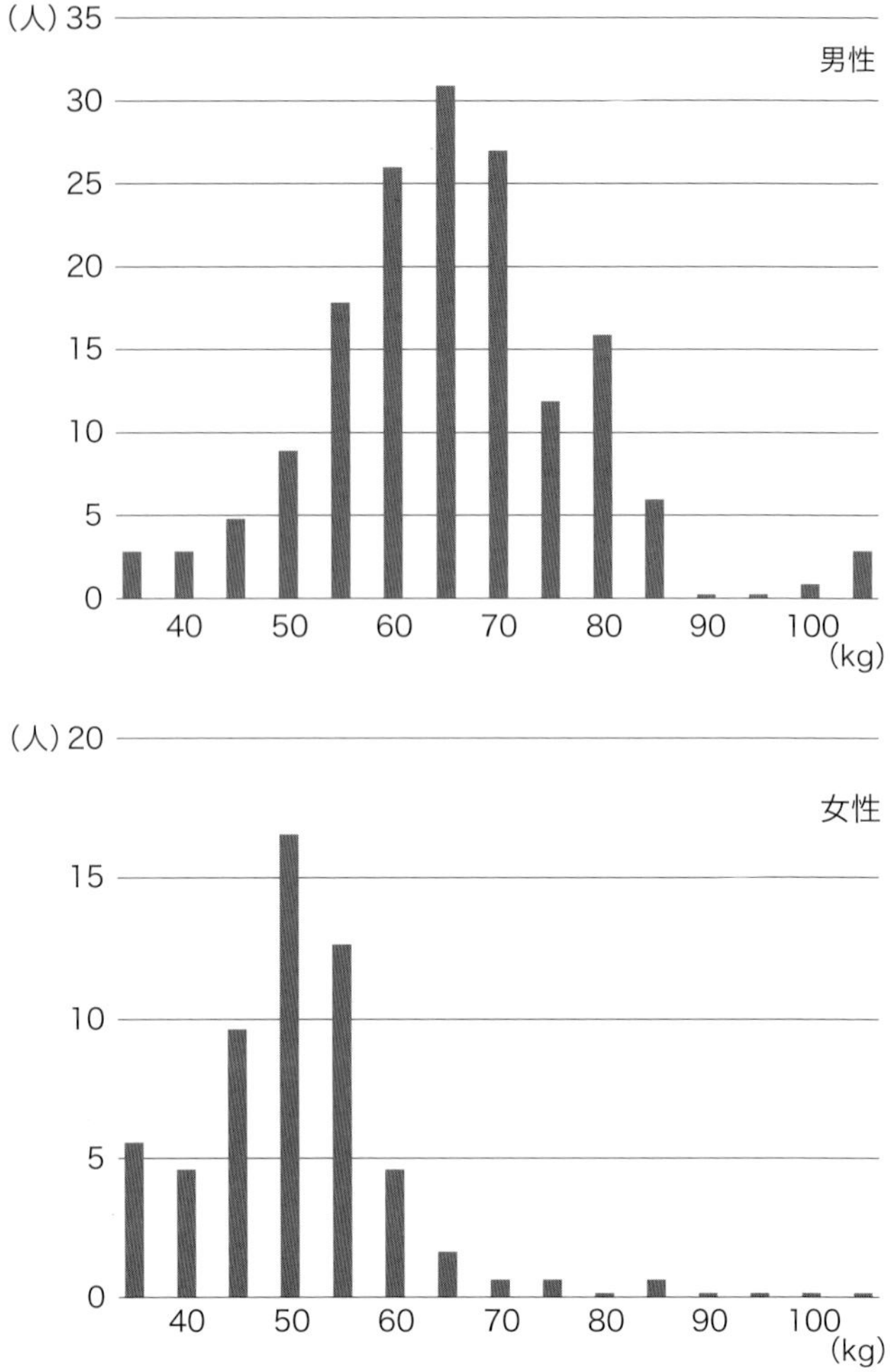

図 48　当院における急性心筋梗塞患者さんの体重の分布

肥満、高血圧、糖尿病、脂質異常症、喫煙、どれも心血管病の発症のリスクになります。痩せているから煙草を吸ってもいい、高血圧を放っておいてもいい、という理論にはなりません。一つ一つのリスクに取り組んでいくことが大事であると思います。

七―六　脂質異常症の話

図49は、レオナルド・ダ・ビンチのモナリザです。よくよく見ると、モナリザの眼縁に米粒のようなものがあることがわかります。これは、黄色腫というコレステロールが蓄積した皮膚病変の可能性があります。コレステロールが高くなると、身体の中に脂質が沈着します。眼瞼黄色腫といって、上まぶたの鼻寄りの位置にできる、黄色の脂肪の塊です（**図50**）。篠田達明先生の著書にありますように、おそらくモナリザは、脂質異常症でコレステロールが高かったと思われます。[35]

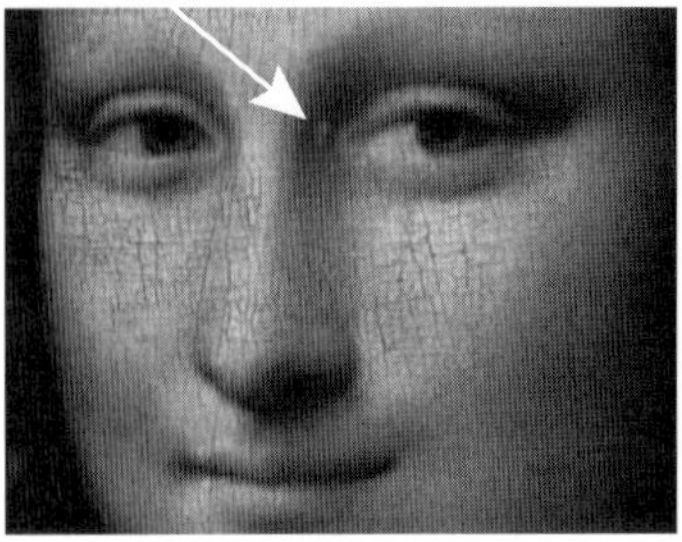

図 50　眼瞼黄色腫
目元にある小さなつぶは，モナリザが高脂血症であったことを示唆する．

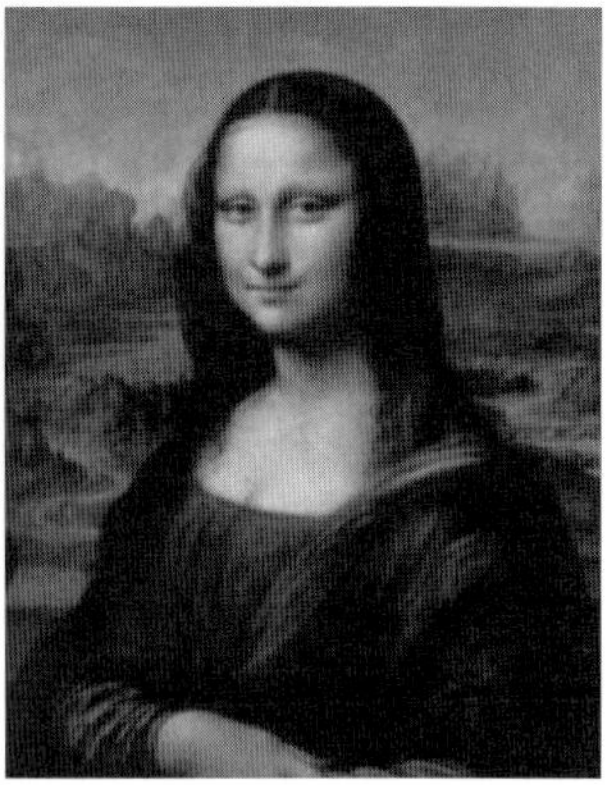

図 49　モナリザ

血液中に、悪玉コレステロールＬＤＬや中性脂肪が多すぎることを、以前は「高脂血症」と呼んでいましたが、〝善玉コレステロールＨＤＬ〟が少なすぎても同じように危険なので、

①　悪玉コレステロール値が高い
②　中性脂肪値が高い
③　善玉コレステロール値が低い

ことをまとめて「脂質異常症」と呼んでいます。脂質異常症は、それだけでは痛くも痒くもありませんが、静かに動脈硬化を進行させます。動脈硬化が進むと血管の内側が狭くなって血液が通りにくくなり、心臓病、脳卒中になることは、先に述べた通りです。

脂質異常症の診断は、もちろん血液検査に基づきますが、家族性高コレステロール血症の場合は、身体所見、診察所見だけで診断できる場合があります。家族性高コレステロール血症は、悪玉コレステロールＬＤＬの受容体の遺伝的な問題によりＬＤＬが若い時から高くなる病気です。家族性高コレステロール血症の方は、ＬＤＬ悪玉コレステロールを処理する受容体に遺伝的な異常があり、ＬＤＬが高くなります。ＬＤＬコレステロールが高いだけですので、若い時には症状はほとんどありません。コレステロールは眼瞼やアキレス腱にも沈着します。上まぶたの鼻寄りのところに､黄色の塊があれば、悪玉コレステロールが高いと考えられます。またアキレス腱が分厚くなっていると、これも悪玉が高いことを示唆する所見です。このように、まぶたや足をみるだけで、悪玉コレステロール値が高いとわかることがあります。家族性高コレステロール血症の場合は、心筋梗塞や狭心症が若年から発症します。男性では二十歳代から起こり四十代がピークで、女性では三十代から始まり五十代がピークとなります。このよう、若くして心筋梗塞等の動脈硬化性疾患を起こすのが特徴です。

遺伝性ですので、コレステロールが高く、若くして心筋梗塞に倒れた方が血縁にいる場合は、医師に相談したほうがいいと思います。

七―七　日本人の高血圧の特徴　―塩分感受性高血圧―

高血圧は、脳卒中の重要な危険因子です。**図51**は、ヤルタ会議時の連合国の各国の首脳です。写真の真ん中にいるのが、アメリカ合衆国第三十二代大統領フランクリン・D・ルーズベルトで、彼は高血圧による脳出血によって亡くなりました。亡くなる直近の血圧は三〇〇／一九〇ミリメートルマーキュリーで、最高血圧は一年前から二〇〇ミリメートルマーキュリーを超えていたといわれています。現在はたくさんの種類の降圧剤がありますが、当時はまだ降圧剤があまり普及していませんでした。

日本食は、脂質含有量も少なく健康的な食事ですが、一点問題があり、それは、塩分の含有量が多いということです。塩分をとりすぎると高血圧になりやすくなります。高

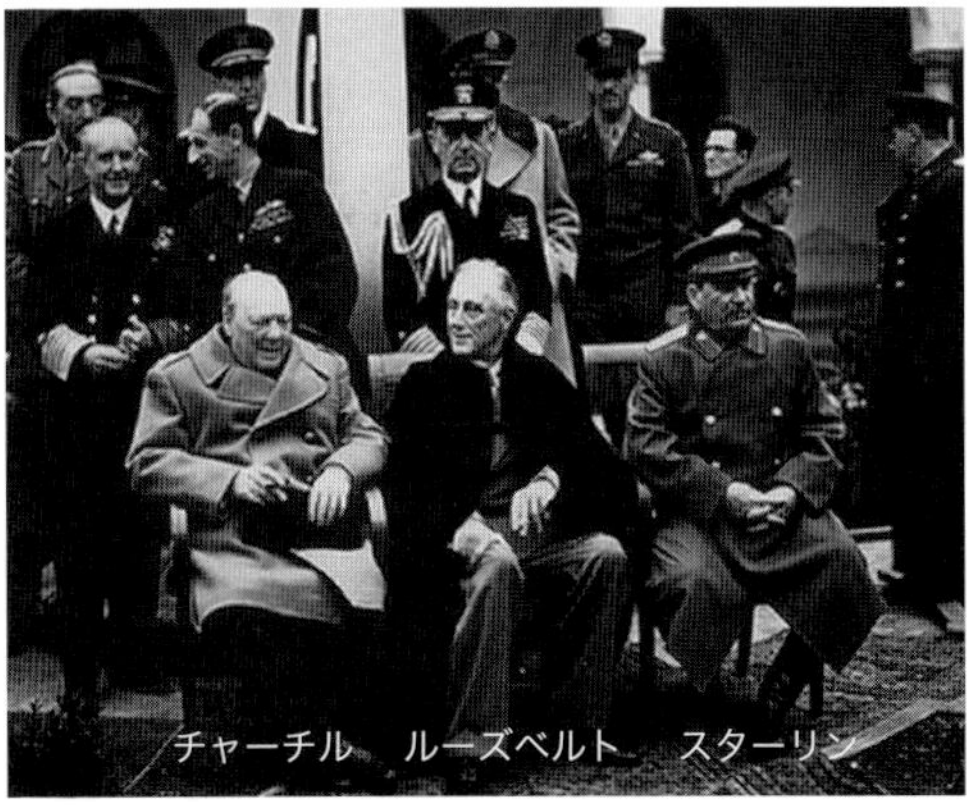

図 51　ヤルタ会議
ルーズベルト大統領（中央）の血圧は 300/mmHg と伝えられている.

血圧には、塩分の影響を受けやすいタイプ（食塩感受性高血圧）と、そうでないタイプ（食塩非感受性高血圧）とがあります。逆にいうと、塩分を控えることで血圧が改善されやすいタイプと、そうでないタイプということもできます。

食塩感受性高血圧には、塩分を尿として体の外に出す利尿剤がよく効きます。血圧の高い方で、たくさんの薬を飲んでもなかなか下がらない場合でも、利尿剤を少し加えるだけで、血圧が目に見えて下がってくる患者さんがいます。欧米人と比較すると、日本人には食塩感受性高血圧が多いといわれます。食塩感受性高血圧には、まだ明確な定義や診断基準はありません。そのため、数値などから自分が食塩感受性タイプかどうかの判定は難しい場合もあります。

食塩感受性高血圧の場合、心臓や血管などにかかる負担が大きいとされています。また、食塩非感受性高血圧と比較すると、心臓病や脳血管障害を発症するリスクが二倍以上になると報告されています。(36)

日本の高血圧者は四千万人を超えると推計されています。厚生労働省が推し進める健康日本21では、収縮期血圧の平均値が二ミリメートルマーキュリー低下することで、脳卒中死亡が六・四パーセント減少、年間の脳卒中罹患者が約二万人減少すると推計されています。

血圧を低下させるために基本的で重要なのは減塩です。高血圧の人については、日本高血圧学会によ

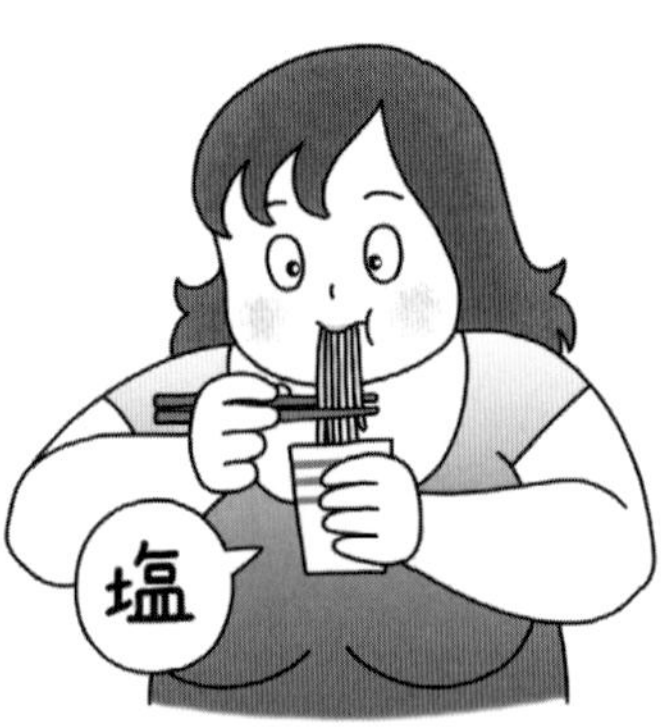

る高血圧治療ガイドラインで、塩分六グラム未満を推奨しています。ただ、なかなか塩分六グラムといっても自分自身で、減塩に取り組むのは難しいですね。いつもの食事で塩分をいちいち測ることもできません。まずは、簡単なところからはじめてみましょう。

私は患者さんに、以下のことからはじめるようにお話しています。

① 調味料をすべて減塩のものにかえる
② できあいのお惣菜などはなるべく控える
③ インスタント食品（カップラーメン）などは食べない
④ 加工食品はなるべく避ける
⑤ 外食は最小限に
⑥ ラーメンやうどんの汁は残す

これだけでも守ると、かなり血圧が下がる方がいます。また栄養士さんの栄養指導は、とてもためになります。病院には管理栄養士さんという食事のプロがいます。一度、相談をしてみてください。自分の食生活の問題に気づかされます。

第八章　まずは、体を動かしましょう

八―一　ウォーキングやジョギングの話

糖尿病、脂質異常症、高血圧、肥満、どれも血管を傷める因子です。これらを是正するのに共通しているのは運動です。どの程度、どの位の運動、いつするのか、いろいろな意見がありますが、私は、まず夕方くらいにゆっくりウォーキングからはじめるのが一番いいのではと思っています。

ウォーキングやジョギングの効能は、多くの研究から支持されています。米アイオワ州立大学の研究チームは、研究参加者五万五、一三七人を十五年間追跡して調査をしました。[37]調査開始時の参加者の平均年齢は四十四歳で、十五年間の追跡期間に三、四一三人が死亡しました。そのうち一、二一七人の死因が心臓血管疾患でした。研究対象者のうち、ランナーは、走る習慣のない人々と比べ総死亡リスクが三〇パーセント低下し、心臓病か脳卒中で死亡するリスクが四五パーセント低下していました。これは寿命が約三年延びたことに相当するということです。さらに、走る時間や速度が違っても、同様の効果を期待できることも明らかになりました。

また、ランニングは一日五~十分でも効果があることが確認されました。調査では、走る量が少ない人でも、まったく走らない人に比べ、死亡リスクは低下したことが示されています。健康を損なう大きな要因の一つは、何も運動をしないことだと思います。しかし、これまで何も運動をしていなかった人が、いきなり走りはじめるというのはよくありません。その点、ウォーキングは理想的な健康法だと思っています。まずは、ゆっくりで構いませんので歩くことからはじめましょう。高額な会費のジムに通うことはありません。風や木々の香りを感じ、自分の足で地球を踏みしめて、歩いてみましょう。家の近く、仕事場の周り、少し歩くだけで、たくさんの発見があると思います。

八－二　ジョギングは瞑想である

日本全国、ランニングのブームです。毎週末各地で、マラソン大会が開催されています。私は学生時代に陸上部で駅伝大会等に出たりしていましたが、フルマラソン四二・一九五キロは走ったことがありませんでした。そこで一度はフルマラソンを完走しようと、五十歳を過ぎてマラソンをはじめました。これまでに福知山マラソン、奈良マラソン、京都マラソン、高知マラソン、下関マラソンと五十歳を過ぎて五回のフルマラソンを完走しました。フルマラソンを完走した時の達成感・充実感は大きく、素晴らしいものです。私がフルマラソンを初めて完走したのは、二〇一一年の奈良マラソンでした。奈良市をスタートし、平城京から奈良公園に戻り、天理市まで行って、そこを往復するという、アップダウンのきついとてもタフなコースでした。肉体的には、本当にヘロヘロの状態でしたが、完走した際のその達成感は素晴らしいものでした。これまで参加したどのマラソン大会も印象的で、私にとって貴重な体験です。地元の方々の熱意も感じました。その街を走ってみることは、その街を知るのに一番いい方法だと思っています。私は仕事柄出張することが多いのですが、出張の時はいつもジョギンググッズを持参しています。

ジョギングは、瞑想に似ているのではと最近感じています。私は今でも週末にはジョギングをしています。芦屋の浜とか夙川の川沿いをしんどくない、心地良いペースでゆっくり走っていると、心の中が整理できたりします。走っている時、頭の中には病院での色々な問題事、家族のこと、今後の人生のこと、走り終えてから何を食べようかなど、他愛もないことがいろいろ浮かんできます。ジョギングをしている間は、頭がいわば「エンジンがアイドリング」しているような状態で、これは瞑想に似ていると感じています。この本の執筆も、ジョギングをしている間に思いつきました。ただ、あまり考えすぎて、溝に落ちたり、交通事故に巻き込まれないようには気をつけています。

八―三　ノリで参加するフルマラソン挑戦は危険！

運動不足は、健康にはよくありませんが、度が過ぎるとこれもまた問題です。フルマラソン完走の達成感は素晴らしい。しかし、健康にいいかというと、実は？（クエスチョンマーク）です。フルマラソンは、身体をとことん消耗する激しく厳しいスポーツです。私も初めてフルマラソンでゴールテープを切った時は、体のすべてのエネルギーを使い果たした感じで、しばらく動けませんでした。フルマラソン完走後、体調が戻るのに数日間はかかりました。フルマラソンは健康にいいか？　よくよく考えるとフルマラソンが健康にいいとは、決していえないと思っています。ノリで参加する、安易なフルマラソンの参加はお勧めできません。

二〇〇九年三月二十二日の東京マラソン参加中にタレントの松村邦洋さんが、急性心筋梗塞による心室細動で突然倒れました。幸い電気ショックを与えるＡＥＤ（自動体外式除細動器）による緊急処置により救命されましたが、周りに人がいなければ、ＡＥＤがなければ、かなり厳しい状態になっていたと想像されます。

バッギッシュらは、マラソンと心肺停止の関連について調査研究を行い、米国で二〇〇〇年～二〇一〇年に開催されたフルマラソン及びハーフマラソン大会中に発生した心停止発生例を検証しました。研究対象のランナーの数は一、〇九〇万人。そのうち五十九例（フルマラソン四十例、ハーフマラソン十九例）で心停止が発生したとのことです。冠動脈にもともと病気をもっている方、肥大型心筋症（心臓の筋肉が分厚くなる病気）の方の場合は、特にリスクが高くなると考えられます。[38]

先日、ある循環器の研究会に参加しましたが、マラソン中に起こった心肺停止症例に対する発表がありました。その研究会の中で議論されたのは、こうしたマラソンに伴って生じる心肺停止を防ぐには、どのようなことをするべきかという点でした。マラソン参加者全員に心臓の精密検査をすることもできません。的確な解答はなく、結論は出ませんでした。フルマラソンを、ノリで安易に参加することは危険です。特に、なんらかの症状のある方、日頃生活習慣病を指摘されている方は、参加する前には必ず医師に相談をすべきです。マラソンには、十分な体作りと計画、そして自己の健康状態の評価が必要かと思います。

第九章　健やかに長生きするには

九ー一　自分が若いと思うと長生きする

歳を重ねるのは仕方ないのですが、この本をお読みの方は、ご自身を実際の年齢と比べて若いと思っていますか？　あるいは、実際の歳より老けていると思っていますか？　学生時代のクラス会や仕事での同期会など同じ年代が集まる時に、自分に対して、がっかりするか、あるいはまだまだ捨てたもんじゃないと思うか、いろいろですね。先日、小中学校が同じ友人が長期の海外出張から帰国したのを機に、近くの居酒屋で久々に会うことになりました。お互い、当時と全然変わっていないなぁ～と言いながら、酒を飲んでいました。話していると中学校時代とまったく同じ感覚だったのですが、端から見るとおそらく、むさ苦しいふたりのオヤジに見えたことでしょう。

「自分はまだ若い」と感じている人や、「年をとることは良いことだ」と肯定的に考えている人は、健康に長生きする傾向にあることが科学的に検証されました。研究を行ったのは、英国のユニヴァーシティ・カレッジ・ロンドンの研究チームです。(39) 五十歳以上の男女六、四八九人を対象に、「自分を何歳くらいに感じているか」という質問をし、その後八年間にわたり参加者の健康状態を追跡しました。その結果、「自分はまだ若い」と感じていることが健康状態に影響することがわかりました。調査対象者の実年齢の平均は六五・八歳でしたが、自己評価をして感じている年齢の平均は五六・八歳でした。自分は若い！　と思っている人が多いということですね。調査期間八年間に「自分は若い」と実感していた人の死亡率は二五パーセント低下していたことが明らかになり、死亡率は、実年齢よりも老けていると感じていた人では二四・六パーセントだったのに対し、実感年齢が若いと感じていた人では一四・三パーセントであったと報告しています。自分自身が若いと思うことが、長生きに繋がるのかもしれません。

九―二　年を重ねることを肯定的に考えている人は健康的

年を重ねることにはポジティブなイメージとネガティブなイメージがあります。年をとることは、それだけ経験が豊かになり、経験に基づいて、より思慮深く考えることができるかもしれません。年齢を重ねることを肯定的に考えている人は、実際に年をとっても健康的でいられるか否か。こうした疑問にも検証が行われました。

研究を行ったのは、米国のイエール大学のベッカ・レヴィー氏を中心とした研究者です[40]。この研究は、オハイオ州に在住している三百三十八人の男性と三百二十二人の女性が参加して行われました。研究の参加者の平均年齢は五十歳であり、その後に最長で二十三年間、健康状態の追跡調査が行われました。研究の参加者に以下の質問がなされました。

「あなたは年をとるにつれ、自己評価が変わると感じますか」

「年をとると、あなたの価値は上がると思いますか、それとも下がると思いますか」

研究調査の結果、年齢を重ねることについて肯定的に考えている人の寿命は、否定的に考えている人に比べ、七・六年長いことが明らかになりました。

以前、長寿で話題となった双子姉妹きんさん、ぎんさん。百歳を過ぎても元気な姿で国民的スターになりました。百歳になってメディアに出演するようになって大金が入った際、「そのお金を何に使いますか?」という質問に対して、二人揃って「老後の蓄えにします」と答えたといいます。私たちは、まだまだ生きますよって、ことだと思います。

サミエル・ウルマンの「青春」という詩があります。

第二次世界大戦終戦後、昭和天皇が、日比谷の占領軍総司令部にマッカーサー元帥を訪問し、天皇が初めて民間人と並んで写真を撮られた部屋の壁に掛けられていた詩が、この青春の詩でした。

以下に、一部　抜粋します。

青春とは人生のある期間を言うのではなく心の様相を言うのだ。

優れた創造力、逞しき意志、炎ゆる情熱、怯懦を却ける勇猛心、安易を振り捨てる冒険心、こう言う様相を青春と言うのだ。
年を重ねただけで人は老いない。理想を失う時に初めて老いがくる。

中略

人は信念と共に若く　疑惑と共に老ゆる
人は自信と共に若く　恐怖と共に老ゆる
希望ある限り若く　失望と共に老い朽ちる

略

心だけは、若くありたいものです

●九―三　百二十歳まで元気に、健やかに大還暦を迎えるには、どのようにしたらいいのでしょうか

日本人の死因や寝たきりになる原因の多くは、心臓病と脳卒中です。もちろん「癌」が重要であることはいうまでもありませんが、私は専門ではないので、この本では述べていません。検診無意味論や、検診悪論を主張される方もいますが、私は癌に対する定期的な検診は有益であると考えています。検診により、癌が早期に発見され、根治的な治療がなされた方を数多くみてきています。また逆に、なんら検診を受けておらず、進行した形で癌が発見された方も多くみています。癌に関しては、専門外ですので、ここでは「癌検診は受けるべき」と述べるにとどめておきます。

それでは、心臓病に、話を戻します。

大還暦まで、健やかに生きるには・・・。

↓　心臓病・脳卒中は、血管の病気です。「人は、血管とともに老いる」です。

↓　血管をしなやかにすることが大切です。

では、血管をしなやかにするには、どのようにしたらいいでしょうか？
↓我々のできることは、血管を傷める因子、動脈硬化危険因子、つまり、高血圧、糖尿病、脂質異常症、喫煙、肥満を取り除く。やはりそれしかありません。

こうした血管に関わる生活習慣の改善が、実は認知症の予防にも繋がります。ただ「生活習慣を改善しましょう」といっても、そんなに簡単なものではありません。生活習慣は、各自が何十年も自身の歴史の上で形成されてきたものです。食生活のパターン一つとっても、簡単に変えていくことは困難です。私は、よく患者さんに、何かを我慢するのではなく、今の生活に一つでいいので、何かをはじめてみましょうと提案しています。なんでもいいのです。週末、ゆっくり歩くことをはじめるとか、自転車に乗るとか、ひと駅分歩くとか・・・。何かをやめようとすると少ししんどいので、まず何かはじめることからスタートすることをお勧めしています。世界最高齢記録保持者のジャンヌ・カルマンさんは、八十五歳からフェンシングをはじめたことは最初に述べました（ページ4）。ここでいう何かをはじめるというのは、体を使うことだけではありません。昔やっていた絵をはじめるとか、俳句をはじめるとか、美術館巡りをはじめるとか、寺院回りをはじめるとか・・・何でもいいと思います。また、社会との接点をもつこともいいことです。実際、ボランティア活動をされている方は、長生きであるという研究報告もあります。じっと家にいるのではなく、一日一回、外出しましょう。

そして、ご近所のかかりつけ医をもつことです。いろいろ相談できる街のお医者さんをみつけることは大切です。最近の週刊誌によく載っているアンチ医療の報道もありますが、必要な場合には薬の助けを借りてでも生活習慣病を克服されたほうが、私はいいと考えています。

百二十歳まで、生きるには・・・という本を書いていて、還暦前に脳梗塞や心筋梗塞で倒れたら笑い者になると家族からいわれています。私もアラカン(アラウンド・カンレキ)ですが、努めて今の生活のパターンに新しいものを取り入れようと思っています。週末のスロージョギングは欠かしません。病院ではなるべく階段を使っています。ほとんど知識はないのですが近くの美術館で展覧会があれば足を運んでいます。先日は文房具屋さんでスケッチブックを買ってきました。バイエルに毛のはえた程度ですが、家ではピアノをぱらぱら弾いたりしています。また何か面白そうなものはないか、いつもアンテナはONにしています。そして、まだまだ若いという気持ちだけは、持つように心がけています。

まとめです。

百二十歳まで元気に、健やかに大還暦を迎えるには、

① まずは、血管を傷める生活習慣病の改善。
② それと、気持ちは老けない。人生百二十歳です。
③ そして、体を動かすこと。歩くことは一番安上がりで効果的です。
④ それに、少しのユーモアがあれば長生きするのではと考えています。

参考文献

（1）Cohen R, Bavishi C, Rozanski A: Purpose in Life and Its Relationship to All-Cause Mortality and Cardiovascular Events: A Meta-Analysis. Psychosom Med 78(2): 122-133, 2016.
（2）総務省統計局　平成二十六年十月一日現在人口統計．
（3）Web Site　世界経済のネタ帳 http://ecodb.net
（4）厚生科学審議会地域保健健康増進栄養部会・次期国民健康づくり運動プラン策定専門委員会：「健康日本二一（第二次）推進に関する参考資料」、二五頁．
（5）葛谷雅文：フレイルティとは．臨床栄養 一一九（七）：七五五―七五九、二〇一一．
（6）Leong DP, Teo KK, Rangarajan S, et al: Prognostic value of grip strength: findings from the Prospective Urban Rural Epidemiology (PURE) study. Lancet Jul 18 386(9990): 266-273, 2015.
（7）小林祥泰：無症候性脳梗塞の臨床的意義．神経研究の進歩 四五：四五〇―四六〇、二〇〇一．
（8）Hsu YH, Liang CK, Chou MY, et al: Association of cognitive impairment, depressive symptons and sarcopenia among healthy older men in the veterans retirement community in southern Taiwan: a cross-sectional study. Geriatr Gerontol Int 14 Suppl 1: 102-108, 2014.
（9）Fleischman DA, Yang J, Arfanakis K, et al: Physical activity, motor function, and white matter hyperintensity burden in healthy older adults. Neurology 84(13): 1294-1300, 2015.
（10）Tabara Y, Okada Y, Ohara M, et al: Association of postural instability with asymptomatic

cerebrovascular damage and cognitive decline: the Japan Shimanami health promoting program study. Stroke 46 (1) : 16-22, 2015.

(11) Tani Y, Sasaki Y, Haseda M, et al: Eating alone and depression in older men and women by cohabitation status: The JAGES longitudinal survey. Age Ageing Nov 44 (6) : 1019-1026, 2015.

(12) Honjo K, Iso H, Ikeda A,et al: Marital Transition and Risk of Stroke: How Living Arrangement and Employment Status Modify Associations. JPHC Study Group. Stroke Apr 47 (4) : 991-998, 2016.

(13) Kawai Y, Inoue N, Onishi K: Clinical picture and social characteristics of super-elderly patients with heart failure in Japan. Congest Heart Fail Nov-Dec 18 (6) : 327-332, 2012.

(14) Thompson RC, Allam AH, Lombardi GP, et al: Atherosclerosis across 4000 years of human history: the Horus study of four ancient populations. Lancet 381 (9873) : 1211-1222, 2013.

(15) Ross R, Glomset J, Harker L: Response to injury and atherogenesis. Am J Pathol 86 (3) : 675-684, 1977.

(16) 井上信孝、横山光宏：循環器ストレス学．南山堂、東京、二〇一〇．

(17) Azumi H, Inoue N, Ohashi Y, et al: Superoxide generation in directional coronary atherectomy specimens of patients with angina pectoris: important role of NAD (P) H oxidase. Arterioscler Thromb Vasc Biol 22 (11) : 1838-1844, 2002.

(18) Sawamura T, Kume N, Aoyama T, et al: An endothelial receptor for oxidized low-density lipoprotein. Nature 386 (6620) : 73-77, 1997.

(19) Inoue N, Sawamura T: Lectin-like oxidized LDL receptor-1 as extracellular chaperone receptor: its versatile functions and human diseases. Methods Nov 43 (3) : 218-222, 2007.

(20) Okamura T, Kokubo Y, Watanabe M, et al: Low-density lipoprotein cholesterol and non-high-density lipoprotein cholesterol and the incidence of cardiovascular disease in an urban Japanese cohort study: The Suita study. Atherosclerosis Apr 203 (2) : 587-592, 2009.

(21) Inoue N, Okamura T, Kokubo Y, et al: LOX index, a novel predictive biochemical marker for coronary heart disease and stroke. Clin Chem 56 (4) : 550-558, 2010.

(22) Yusuf S, Hawken S, Ounpuu S,et al: INTERHEART Study Investigators: Effect of potentially modifiable risk factors associated with myocardial infarction in 52 countries (the INTERHEART study) : case-control study. Lancet 364 (9438) : 937-952, 2004.

(23) Iso H, Date C, Yamamoto A, et al: Perceived mental stress and mortality from cardiovascular disease among Japanese men and women: the Japan Collaborative Cohort Study for Evaluation of Cancer Risk Sponsored by Monbusho (JACC Study). Circulation 106 (10) : 1229-1236, 2002.

(24) Rugulies R: Depression as a predictor for coronary heart disease. a review and meta-analysis. Am J Prev Med 23 (1) : 51-61, 2002.

(25) Okamura T, Tanaka H, Miyamatsu N, et al: NIPPON DATA80 Research Group: The relationship between serum total cholesterol and all-cause or cause- specific mortality in a 17.3-year study of a Japanese cohort. Atherosclerosis 190: 216-223, 2007.

(26) Aoki T, Fukumoto Y, Yasuda S, et al: The Great East Japan Earthquake Disaster and

cardiovascular diseases. Eur Heart J 33 (22) : 2796-2803, 2012.
(27) Nakamura A, Satake H, Abe A, et al: Characteristics of heart failure associated with the Great East Japan Earthquake. J Cardiol 62 (1) : 25-30, 2013.
(28) Shedd OL, Sears SF Jr, Harvill JL, et al: The World Trade Center Attack: Increased Frequency of Defibrillator Shocks for Ventricular Arrhythmias in Patients Living Remotely From New York City. J Am Coll Cardiol 44: 1265-1267, 2004.
(29) Wilbert-Lampen U1, Leistner D, Greven S, et al: Cardiovascular events during World Cup soccer. N Engl J Med Jan 31 358 (5) : 475-483, 2008.
(30) Sakata R, McGale P, Grant EJ,et al: Impact of smoking on mortality and life expectancy in Japanese smokers: a prospective cohort study. BMJ 345: e7093, 2012.
(31) Ravelli GP, Stein ZA, Susser MW: Obesity in young men after famine exposure in utero and early infancy. N Engl J Med Aug 12 295 (7) : 349-353, 1976.
(32) van Nood E, Vrieze A, Nieuwdorp M, et al: Duodenal Infusion of Donor Feces for Recurrent. Clostridium difficile. N Engl J Med Jan 31 368 (5) : 407-415, 2013.
(33) Alang N, Kelly CR: Weight gain after fecal microbiota transplantation. Open Forum Infect Dis Feb 4; 2 (1) , 2015.
(34) Iso H: Lifestyle and cardiovascular disease in Japan. J Atheroscler Thromb 18 (2) : 83-88, 2011.
(35) 篠田達明：モナ・リザは高脂血症だった．新潮社、東京、二〇〇三
(36) Morimoto A, Uzu T, Fujii T, et al: Sodium sensitivity and cardiovascular events in patients

with essential hypertension. Lancet 350 (9093) : 1734-1737, 1997.
(37) Lee DC, Pate RR, Lavie CJ,et al: Leisure-Time Running Reduces All-Cause and Cardiovascular Mortality Risk. J Am Coll Cardiol 64 (5) : 472-481, 2014.
(38) Kim JH1, Malhotra R, Chiampas G, et al: Cardiac arrest during long-distance running races. N Engl J Med Jan 12 366 (2) : 130-140, 2012.
(39) Rippon I, Steptoe A: eling old vs being old: associations between self-perceived age and mortality. JAMA Intern Med 175 (2) : 307-309, 2015.
(40) Levy BR, Slade MD, Kunkel SR, Kasl SV: Longevity increased by positive self-perceptions of aging. J Pers Soc Psychol 83 (2) : 261-270, 2002.

大還暦考　―120歳までしなやかに美しく生きるには―

2017年9月25日　初版第1刷発行

著　者 ―――――― 井上　信孝
発行者 ―――――― 吉田　收一
印刷所 ―――――― 有限会社オフィス泰
光和美術印刷株式会社
製本所 ―――――― 有限会社吉田製本工房
発行所 ―――――― 株式会社洋學社
〒658-0032
神戸市東灘区向洋町中6丁目9番地
神戸ファッションマート5階 NE-10
TEL 078-857-2326
FAX 078-857-2327
URL http://www.yougakusha.co.jp

ISBN978-4-908296-08-6